脱！高血圧サイクルのすすめ

薬に頼らない血圧コントロール術

安部隆雄

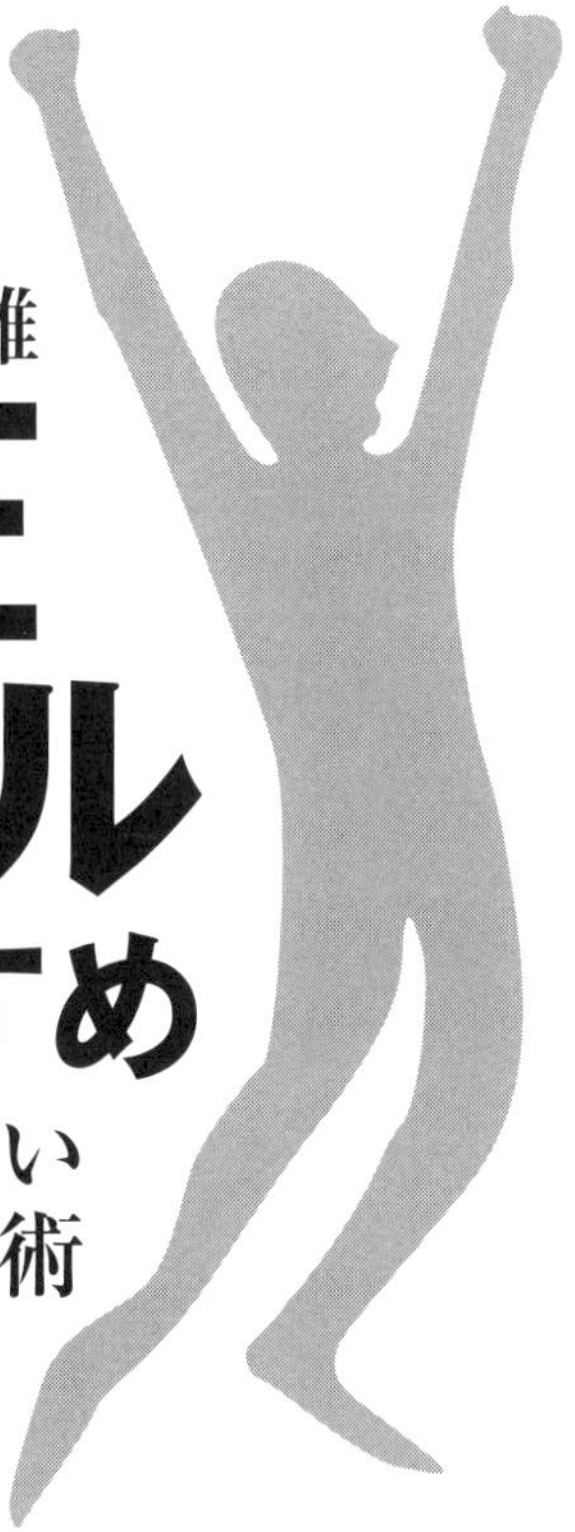

花伝社

「脱！高血圧サイクル」のすすめ——薬に頼らない血圧コントロール術◆目次

プロローグ　7

第1章　血圧は自在に変化する

1　血圧とは、ポンプとホースの関係　14
2　二つの数値：「上」と「下」　16
3　「上」から「下」を引いた「脈圧」に注目　20
4　本態性高血圧症と二次性高血圧症　22
5　高血圧の分類法　25

第2章　日本における「高血圧症」の実態

1　「日本国民の三人に一人が高血圧症」って本当？　35
2　実は、真犯人は塩じゃなかった!?　56

3 食塩摂取量の推移から見えるもの 67
4 「塩＝高血圧」の呪縛をつくった人たち 78
5 塩は命の源です 88
6 複数の薬剤を組み合わせる降圧治療 93
7 「血圧」にとらわれない生活を 103

第3章 「頑張る」から「顔晴る」へ——ストレスとのつき合い方

1 高血圧の真犯人は心身のストレス 112
2 ストレスフリーの生き方 122

第4章 健康サイクルのすすめ
「入れる—まわす—出す」で血圧をコントロール

健康サイクル「入れる」――血圧を下げる食べ物 154
1 私たちの体は食べたものによってつくられている 154
2 高血圧症と薬、食べ物の関係 163
3 高血圧症にならないために、積極的に摂取したい栄養素・食べ物 179
4 嗜好品（酒、たばこ）は血圧を上昇させる 202
健康サイクル「まわす」――血液をスムーズにまわそう 204
1 身体的ストレスと血圧の関係 204
健康サイクル「出す」――スムーズな排泄が血圧の上昇を抑える 207
1 健康的な「排便」のために 207
2 尿の色と量で水分代謝の良し悪しをみる 211
3 適度な運動で汗と二酸化炭素を排出する 213

第5章 脱！高血圧のための健康サイクル五ヵ条

健康サイクル五ヵ条　その一「食事は楽しみましょう」217
健康サイクル五ヵ条　その二「毎日、『心』も『顔』も笑顔で過ごしましょう」223
健康サイクル五ヵ条　その三「吐く息を意識して、呼吸を整えましょう」228
健康サイクル五ヵ条　その四「ニコニコペースで体を動かしましょう」232
健康サイクル五ヵ条　その五「十分な睡眠をとりましょう」236

エピローグ　245

プロローグ

病になって気づくのが「病気」

「『先生に言ったら、すぐにもらえるヨ』『私ももらってみようかな！』――お薬をもらうのも、軽い気持ちからなんですよね。職場の年配調理員さんのほとんどが飲んでいる血圧の薬が気になります」

管理栄養士を対象に筆者が行った「高血圧」の講習の後、受講生の皆さんに書いていただいた感想の一つ。ある病院内での会話だそうです。

簡単に薬を出す方にも問題がありますが、あまりにも安易に薬で自分の体の機能を止めようとする様子、ことの重大さがわかっていないようです。

また、こんな感想もありました。

「うちの主人は、薬をていねいにちゃんと飲みます。時間に遅れると『ヤバイ』と言いながら二〜三種類まとめて飲んでいます」

「病気」は「病になって気づく」と書きますよね。

「血圧が高い」とわかると、「無理し過ぎたかな、ちょっと一休みしよう」と気づくのか、「いけない、薬を飲まなければ」と気づくのか、あなたはどちらでしょうか。

体は、必然性があって血圧を上げています。

たとえば、自分や他人に厳格な人は「膠原病」になりやすい、家庭に急かす人がいると、子どもが「アトピー性皮膚炎」になりやすい、といわれています。このように、心のありようも含めて、原因のない病気はありえないのです。

「毎日食べ過ぎると肥満になる」ことは、誰でもおわかりになるでしょう。そして、「食べる量をセーブしたり体を動かそうとしたりせず、体重が基準値になるように薬を飲み続ける」、これがおかしな話だということはすぐにわかりますよね。

同様に、「毎日ガミガミと怒り続けると血圧が上がる」ことは、誰でも容易に想像できるでしょう。それでは、「怒りを解消して血圧を下げようとせず、基準値になるように薬を飲み続ける」、これはどうでしょう。肥満の場合とまったく同じことなのですが、薬で血圧を下げている人は、少しも不思議なことと思われていないようです。

「対症療法」と「原因療法」

「治療」とは「病気を治すこと」です。

その病気を治してくれるはずの医師から「この病気は治りませんよ。薬でコントロールできますから、一生、うまくつきあっていきましょうね」と言われると、妙に納得してしまいませんか。

現代病のほとんどは、「完治」ではなく「コントロール」が治療の中心となりました。これを、「対症療法」といいます。

以前、ある専門家の書かれた「高血圧についてのQ&A」を読んでいたとき、「二〇年後を考えて、薬を飲みましょう」と書かれているのを見て、ビックリさせられたことがあります。二〇年後に脳卒中や心筋梗塞を起こさないよう、二〇年間毎日、薬を飲み続けることを、はたして治療というのでしょうか。

一方、病気の原因を特定し、治療を開始する「原因療法」があります。特に、一般に完治しづらいと言われている現代病の治療については、このような「元から断つ」という考え方が必要ではないでしょうか。

つまり、高血圧症を治すには、その原因を断てば良いのです。そのためには、何が血圧を上げるのか、よく理解することが大切です。

「えっ、高血圧って、塩分の摂り過ぎが原因なんじゃないの？　よく、本や雑誌に書いてあるし、テレビではお医者さんもそういうふうに言っているよ」

おそらく、大半の人がこのように思われていることでしょう。

「薬を毎日欠かさず飲むこと、食生活では減塩を徹底すること」、これが現在、高血圧症治療の常識です。しかし、あなたは、それで本当に良くなるのだろうかと疑問が湧いてきたので、この本を手にされたのではないでしょうか。

高血圧症の治療に必要なことは、まず、血圧の仕組みを知ること。そして、高血圧の本当の原因を知って、正しい対処法を身につけることなのです。

「健康な病人」から脱するために

「血圧、高いですね。でも大丈夫ですよ。おクスリを出しておきましょう」

「はい、ありがとうございます」

「お大事に」

今日も、日本全国あちこちの病院で、こんな会話が何万回も繰り返されています。

現在、日本における高血圧症の患者さんは約四〇〇〇万人と推定されており、国民の三人に一人が、血圧を下げる降圧薬を飲む対象者になっています。

現行の診断基準によれば、血圧が一四〇／九〇以上を高血圧症としていますが、今、行われているメタボ健診では基準値が引き下げられ、一三〇／八五以上とかなり厳しいものになっています。これでは、高齢の人のほとんどが病人になってしまいます。

子どもも含めた日本人の三人に一人が高血圧症だなんて、あまりに現実離れしていると思いませんか。日本は本当に病人だらけの国なんでしょうか。

そう、この膨大な数字が躍る背景には、この基準値の問題があるのです。医学にとって、基準値は絶対不可欠なものです。病名を決定し、その処置を迅速に行うために用いる科学的な根拠の高いものです。

しかし、残念なことに、数値の使い方が間違っています。子どももお年寄りも、女性も男性も、背の低い人も高い人も、やせた人も太った人も、日本人もアメリカ人も、みんな、血圧が一四〇／九〇を超せば高血圧症と決められてしまうからです。

統計学的手法を使って計算された基準値は科学的であっても、基準となる数値が一つしかないのは、科学的ではありませんよね。子どもと大人、そしてお年寄りの血圧が、同じ数値で良いわけがありません。「あなたは平均的な人間ではありませんので、異常です」と断定されているのが実情です。

この診断基準は「医学」という権威を持った強力なものですから、生半可な知識では、薬の服用を止めることはできないでしょう。しかし、血圧が高くなる仕組みを知り、それに対する適切な対処法を心得ていれば、何も怖がることなく、薬に頼らずとも血圧を落ち着かせ、健康的な生活を送ることができるはずです。

本書は、この基準値によって生み出された「高血圧症という名の健康な病人」、そう、「健康なのに薬を飲み続けているあなた」や、「まさに今、薬を飲もうとしているあなた」のために書いたものです。

「『健康な病人』、この矛盾に気づき、『今のあなたにできること』を考える」、これが本書のテーマです。

第1章

血圧は自在に変化する

「えーっ、一八〇と八五……。そ、そんなバカな。ちょ、ちょっと待って下さいよ、先生。その血圧計は壊れていますよ。あぁ、心臓がドキドキしてきた。血圧が高くなりそう……」

「何をばかなこと言っているんですか。高血圧を甘くみると、脳卒中になって半身不随になりますよ。血圧を下げないと大変なことになりますから、すぐにクスリを飲んだほうが良い。処方しておきましょう」

現在わが国には、高血圧症の薬物治療を受けている人が約八〇〇万人います。そして、これに治療を受けていない隠れた患者を加えると、約四〇〇〇万人にも達するといわれ、まだまだ薬を飲まなくてはいけない人が多いと専門医たちは考えています。

しかし、医師に「血圧が高い」と言われたあなたは、本当にすぐにでもクスリを飲んだほうが良いのでしょうか。その前に、血圧について正確に理解され、答を出されても決して遅くはないと思います。

1　血圧とは、ポンプとホースの関係

血液は、栄養素と酸素を乗せて勢いよく心臓から送り出されます。ライフラインである血管の中を通って全身の隅々まで運ばれますが、その血液を送り出すときの心臓の圧力を「血圧」と呼んでいます。

「血圧」を専門的にいうと、心臓から流れ出る「心拍出量（血液の量）」と、「末梢血管の抵抗（血液の流れにくさ）」の二つの要因を掛け合わせた値となります。

血圧＝心拍出量×末梢血管の抵抗

そのため、心拍出量が増えたり、血管の抵抗が大きくなったりすると、血圧が上昇します。これを簡単に説明してみましょう。

心臓をポンプ、血管をホースだと思ってください。ポンプを押すとホースの先から水が出ますが、この時の水の勢い（水圧）が「血圧」です。

まず、このポンプを速く何度も押すと、流れ出る水の量（拍出量）が増えて、水は勢いよく飛び出します。この状態が私たちの体の中で起こると、「高血圧」となります。

すなわち、心臓がドキドキして速く鼓動する（心拍数が増える）と心臓から送り出される血液量が増加するため、勢いが増し、血圧が上がります。

もう一つ。庭の水撒きをするときのように、ホースの先を押さえて細くすると、これも水の勢いを強くします。つまり、血管がギュッと収縮すると血液の通り道が狭くなるため、血圧は上昇するのです。

私たちの体の中にある血管の長さは、いったいどのくらいかご存知でしょうか。成人の場合、すべての血管をつなぐと約一〇万キロメートルといわれ、これは地球の赤道を二周半できる長さになります。その九五％は、細い末梢血管（毛細血管）で占められており、これらが一斉に収縮すると、血圧が一気に上昇することがおわかりいただけるでしょう。

また、心臓は一回に約七〇～八〇ミリリットルの血液量を、一分間に約七〇回、一日に一〇万回も収縮を繰り返しながら送り続けています。つまり、血圧が高くなるということは、その分、心臓は毎回、圧力を上げて血液を押し出さなくてはならないので、かなり負担が増えることになります。

「血圧が高い」と言われたら、まずあなたの心臓と血管をイメージし、「心臓の動きが速いな」「全身の血管がしめつけられているな」と感じることです。そしてその原因を考えて、それを取り除くような状況におけば、血圧は元の安定した状態に必ず戻ります。

その原因とそれを取り除く方法を、順次お話していきましょう。

2　二つの数値：「上」と「下」

「上の血圧が上がっても、下が低いままなら大丈夫なんですよね、先生」
「素人が何を言ってるの。駄目ですよ、クスリ飲まなきゃ！」

血圧の「上」とは

血圧値が二つの数字で表わされていることはご存知でしょう。よく「上」と「下」という言い方をして区別していますが、まずはこの二つの数値の意味を理解していきましょう。

まず、「上」と言われる数値ですが、これは正式には「収縮期血圧」といい、心臓の下半分を占める心室がギュッと収縮したときの圧力を指します。この心室が縮んだときに大量の血液がドドッと全身へ流れて出ていきますから、もちろん、数値は上がりますよね。そのため、この血圧をわかりやすく「最高血圧」や「最大血圧」と呼んでいるのです。

しかし、心臓に直接器具をつけて、どれくらいの勢いで血液が全身へ流れ出ていったか測定することは難しいので、送り出された血液がどれだけ血管を押し広げているか、その圧力で血圧を診ることになります。

血圧を測定するとき腕に巻きつけるマンシェット（カフ）は、中にゴム袋が入っており、これを膨らませることで動脈を締めつけ、一時的に血流を止めます。その際、肘関節の内側に聴診器をあてておき、音がしないことを確認します。そこで空気を抜きマンシェットを緩めると、動脈に血液が流れ出すので、聴診器から聞こえ始めるトン、トン、トンという音（コロトコフ音）を聴きとります。このときに示す血圧計の水銀柱の高さが「上」の血圧です。

血圧は、たとえば「一四〇㎜Hg」というように、単位に「㎜Hg」を付けて表わしますが、この場合、あなたの心臓が送り出す血圧は、水銀を一四〇ミリメートル押し上げるというものです。これがどのくらいの力か、想像できますか。

水銀は血液の約一三倍の重さがあります。ということは、これを血液に当てはめて考えるなら一四〇ミリメートルを一三倍しなければなりませんから、なんと一八二センチメートルも血液を噴き上げることになります。驚くような数値ですよね。体内では、毎回こんなにも勢いよく血液が心臓から全身へ送り出されているのです。

これが血圧一六〇㎜Hgになると、二メートル以上噴き上げる計算になります。そのため動脈を傷付けると大惨事になることはおわかりでしょう。

もし、血液をそのまま噴き上げる高さで血圧を測定しようと思えば、医師はいつも目線を二メートル近くまで上げなければならなくなります。もちろん、そんな血圧計を持ち歩くわけにはいきませんよね。したがって血圧計に水銀を用いることで、最大三〇センチの長さがあれば十分なのです。

血圧の「下」とは

一方、「下」といわれる数値ですが、正式には「拡張期血圧」といい、ギュッと縮み血液がカラになった心臓の心室に、上半分を占める心房から血液が流れ込むことで拡張し、次に全身に送り出す準備をしているときの血圧をいいます。すなわち、心臓から全身へ送り出された血液は全くありません。

「え〜。すると血圧はゼロなのでは」となってしまいますよね。

確かにその通りです。しかし、血圧は送り出された血液がどれだけ血管を押し広げているのかで診るのでしたね。そこで、さきほどのマンシェットの話の続きになります。

トントンという音を聴きながら、さらにマンシェットを緩め、減圧していくと音が聴こえなくなります。このときの血圧計の水銀柱の高さが「下」の血圧となります。

えっ、ますますわからなくなりましたか。そう、心室から血液が出てこないのに、なぜ血圧はゼロにはならず、八〇とか九〇㎜Hgという数値で「下の血圧」とか「最低血圧」と呼ばれるのでしょうね。

その答は動脈の柔軟性にあります。

心臓から送り出された血液が流れる血管を動脈といいますが、これは破れて大惨事を招かないように三層で作られています。中膜には血管の収縮、弛緩を調節する平滑筋細胞があり、膜と膜の間には弾性板が巻きついており、動脈の弾力性や強靭さを維持しています。

こうした構造のおかげで、動脈は風船のように柔らかく、非常に柔軟性に富んでいます。そのため、心臓から一気に流れ出してきた血液をクッションのように受け止めながら血管を広げていきます。これが「上」の血圧である「収縮期血圧」ですが、その際に膨らんだ血管は血液の六〇％近くを抱き込んだ形になり、残り四〇％だけが先に流れていくことになります。

したがって、「下」の血圧である「拡張期血圧」とは、心臓からの血液がやってこない間に、膨らんだ血管が元に戻ろうとして、血管に一時的に抱え込んだ六〇％分の血液を放り出したときの圧力をいうことになります。このため、「下」の血圧がゼロになって、倒れてしまうことはないのです。

3 「上」から「下」を引いた「脈圧」に注目

「安部さん、脈圧が七〇と高いですね。血管が老化していますよ」
「えー、脈圧？ 血管が老化？ それって何ですか」

筆者が学生のころ、「『上（収縮期血圧）』と『下（拡張期血圧）』の適正比は、三対二」と教えられました。

心臓から送り出された血液量を一〇〇％とすると、そのうち血管に一時的に抱き込まれた血液量は六〇％なので一〇〇対六〇、およそ三対二となりますよね。そのため血液量と同様に、

「上」と「下」の適正比率にも、その数値が採用されたわけです。

また、この「下」の血圧は、血管に血液量の何%を抱え込むことができるかということから、血管の柔軟性を表わす数値にもなります。したがって年齢を経ていけば血管の柔軟性が低下していくのが一般的ですから、この数値も次第に下がってくるのは、容易に想像できるでしょう。

血管の柔軟性が失われていくと、心臓から送り出される血液の圧力をまともに受けてしまいますから、当然、「上」の血圧は上がります。反対に「下」の血圧は下がりますので、その幅は開くことになりますね。

「上」の血圧から「下」の血圧を引いた数値を「脈圧」と呼んでおり、血管年齢を診る一般的な指標ともなっています。

脈圧＝上（収縮期血圧）－下（拡張期血圧）

この脈圧が大きくなるほど太い動脈の柔軟性がなくなり、硬くなっていることがわかるのです。

血圧を測定するときには、「上」の血圧と「下」の血圧の数値を個別にみるだけではなく、その差を計算して、それが以前より大きくなっていないかどうか、確認してみることも必要です。

統一された数値はありませんが、一般に脈圧の正常範囲は四〇〜六〇㎜Hgといわれています。もちろん性別や年齢によっても異なりますが、一つの目安としてそれを超えないようしたいものです。

それからもう一つ、末梢の細い血管が老化していないか（動脈硬化が進んでいないか）をみるための指標もあります。これを「平均血圧」といって、拡張期血圧に脈圧の三分の一を加えた数字で表わします。

平均血圧＝下（拡張期血圧）＋脈圧｛上（収縮期血圧）－下（拡張期血圧）｝÷3

健康な人の平均血圧は九〇㎜Hgくらいです。一〇〇㎜Hgを超えないことを目安にされると良いでしょう。

4　本態性高血圧症と二次性高血圧症

「上の血圧が一五〇、ちょっと高めですね。高血圧症ですな」
「えっ、ちょっと待ってください！　毎日運動もしているし、食事にも気をつけている。

睡眠もしっかり取っていますよ。私は健康のためなら死んでも良いと思っているんです。それなのに高血圧症と診断されるなんて、全くの心外ですよ！」

「でも、現実に血圧の数値が高いんだから……」

「先生、何が原因なんでしょうか。教えてください！　病気と言われたままでは、死んでも死にきれない」

「そんなオーバーな。『本態性高血圧症』ですよ」

「ほんたいせいこうけつあつ？　重症なんですか？」

「いやいや、大したことはありませんよ。原因不明という意味なんです」

「げんいんふめい〜？　そんなばかな……」


ひと口に「高血圧症」といっても、実は大きく二つに分類されます。一つが「本態性高血圧症」、もう一つが「二次性高血圧症」です。

まず、本態性高血圧症とは、「疾病原因が特定できない高血圧症」、つまりひと言でいうなら「原因不明」ということです。現在、日本で高血圧症と診断される人のうち、実に九割前後の人が本態性高血圧症とみられています。

これに対して腎臓や副腎などの、特定の疾病によって引き起こされる高血圧症を二次性高血圧症といいます。高血圧症の一割程度の人が、この二次性高血圧症に当たります。

「なぜ、高血圧症の患者さんの大多数を占める本態性高血圧症の原因を特定できないの？」

きっと、あなたはこんな素朴な疑問を持ったのではないでしょうか。医学が格段に進歩した現在、患者さんの状況が「原因不明」として片付けられているのは、なんだかおかしな感じですよね。

日本において、高血圧症と診断される人のほとんどが「原因不明」とみなされている理由は、高血圧症が遺伝因子の問題や、塩分や水分の摂り過ぎ、運動不足、ストレスなど、さまざまな原因によってもたらされており、これらの因子が複雑に絡み合って高血圧症の状態を引き起こしているといわれているためです。だから、医師も「あなたが高血圧症なのは、これが原因なんですよ。したがって、これを改善すればあなたの高血圧症は解消されますよ」と、はっきり明言することができないというわけです。

一般には、次のような人が本態性高血圧症にかかりやすいといわれています。

・家族に高血圧症の人がいる
・日ごろの食事で塩分を摂り過ぎている
・運動不足や肥満気味である
・精神的ストレスにさらされている
・飲酒量が多い

・タバコを吸う

これを読んで、思い当たる人はいませんか。とりわけ、「精神的ストレスにさらされている」という人は要注意ですが、この話はまた章を改めて詳しくご説明いたしましょう。

5　高血圧の分類法

「ほら、やっぱり正常じゃないの」

「どうしたんだい」

「今日、健康診断で血圧が高いって言われたの。いま測ってみたら一二五と八〇、これって別に高くないわよね」

「大丈夫だよ。確か高血圧症は上が一四〇以上か、下が九〇以上だったと思うけど」

「そうよね。で、あなたはこの前の診断の結果どうだったの？」

「どこも異常なかったよ。ただ、最近仕事が忙しく寝不足が続いているので、念のためにちょっと血圧を測ってみようか。……あれー、一七〇と九五だって。おかしいな」

図表 1-1　成人における高血圧の基準値

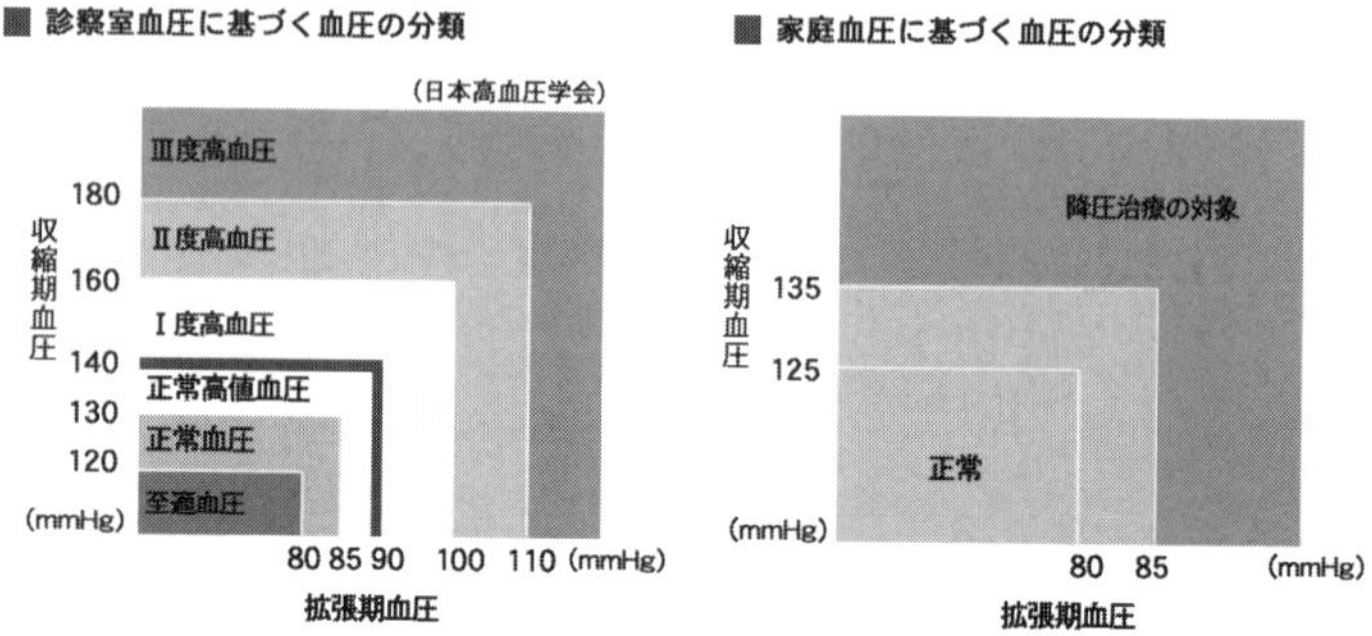

※日本高血圧学会「高血圧治療ガイドライン2009」より作図

図表 1-2　高血圧の種類

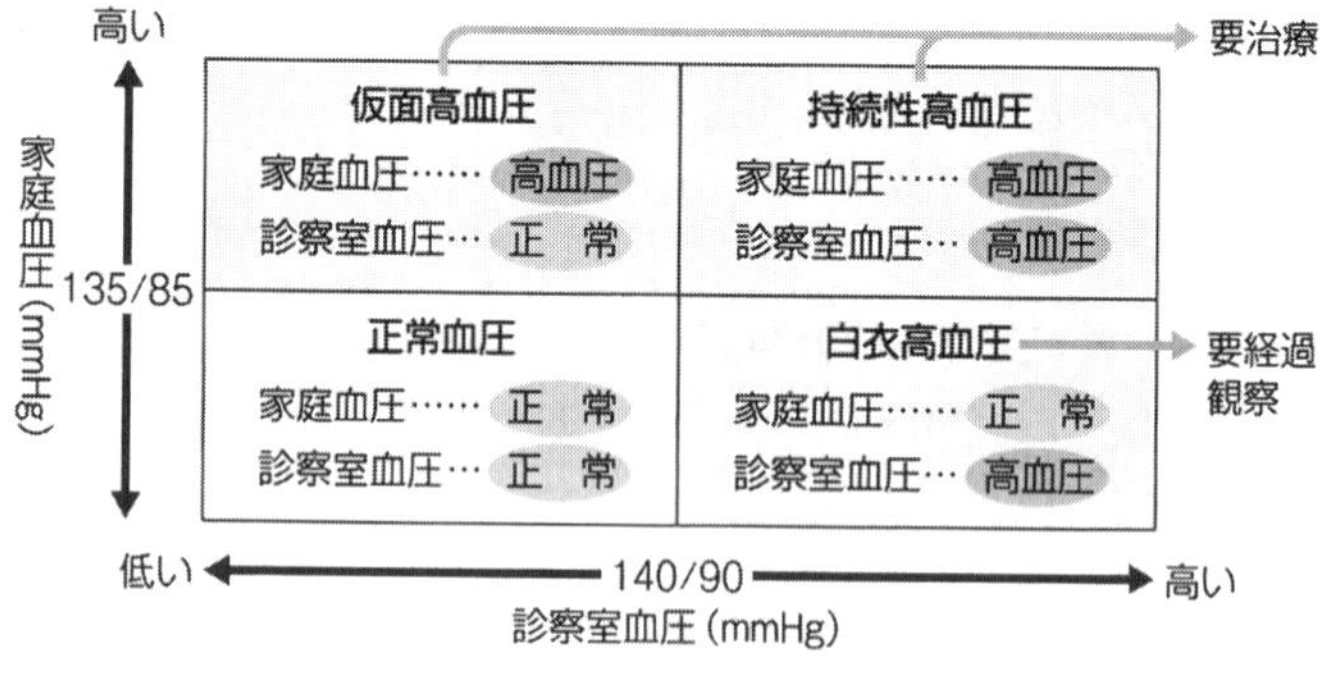

血圧は、常に一定の値ではありません。一日の中で大きく揺れ動いています。人間はいつも同じ環境下に身を置いているのではなく、常に変化し続けている世界で生活しているわけですから、体の恒常性を維持するために、当然、体も変化に対して機敏に対応しなくてはなりません。だから、冒頭の会話のように、血圧を計測して違った数値が出たとしても、不思議ではないのです。病院で測る血圧と家庭で測る血圧が異なる値になるのは、むしろ当然のことなのですね。

図表1‐2をご覧ください。これは、「診察室血圧」と「家庭血圧」の相関関係をまとめた図です。

これを見ると、双方の関係性によって「正常血圧」「白衣高血圧」「仮面高血圧」「持続性高血圧」の四つに分類されていることがわかりますね。つまり、血圧のパターンにはこの四つがあり、自分がどのパターンに属するかを知るには、病院と家庭の両方で正しく血圧を測定してみると良いでしょう。

では、これらを一つずつみていきましょう。

①正常血圧

この区分に収まる場合は、全く問題がありません。

②白衣高血圧

これは読んで字のごとく「白衣」、つまり、医師や看護師が原因の高血圧です。人間、どんな健康体であったとしても、お医者さんを見るとわけもなくオドオドと緊張するものです。車を運転中にパトカーと並走してしまった時の気持ちと良く似ていますね。マンシェットを巻かれるだけで、何か悪い病気を指摘されるんじゃないかと、不安になる人もいるでしょう。

中には素敵な医師や看護師さんに腕を触られるだけでドキドキし、数値が急上昇する人もいるかもしれませんね。

そんな状態で血圧を測ればいつもより上がるのも当然です。ですから、この「白衣高血圧」の区分に入る場合は、すぐに治療を始めるのではなく、しばらく経過を観察して、それでも血圧が高いようなら治療が開始されます。

③仮面高血圧

診察室で測るときは正常なのに、家庭や職場などで計測したときに血圧が高くなってしまうという状態です。「正常血圧という仮面をつけた高血圧」という意味を込めて、ちょっとミステリーっぽく「仮面高血圧」と名付けられています。

近年、特に注目を集めているのがこの仮面高血圧です。最近では簡単に血圧を測定できるデジタル機器が普及したこともあって、この仮面高血圧に分類される人の数も格段に増えてきました。

もちろん「奥さん恐怖症」だったり、上司のことを思っただけで顔が引きつってしまったりするケースもあるのでしょうが、病院で測ると正常血圧であるということは、医師たちが本当の高血圧症を見逃してしまうかもしれない、という危険性を孕んでいます。

仮面高血圧には、

(1)　夜間から寝ている間に高くなる「夜間高血圧」

(2)　朝、特に起床時が高い「早朝高血圧」

(3)　職場での仕事中に高くなる「職場高血圧」

などがありますが、この仮面高血圧は、特に経営者や管理職で、二四時間仕事が頭から離れない人に多くみられるようです。そういう人にとって、健診はむしろ息抜きのひと時になります。日頃から、大病院の設備や大先生にもプレッシャーを感じることなく対応できる訓練を積んでいますので、平常心で健診を受けることができるのです。

また、すでに高血圧症と診断され、毎日降圧薬を服用している患者さんの中にも、仮面高血圧である場合が多くみられます。毎朝薬を飲むことで日中、血圧は正常値にありますが、薬の効果が時間と共に低下するため、夜間の血圧が高くなるということが起こってしまいます。薬によって血圧を抑えているだけの対症療法ですから、これこそ、本当の意味の仮面高血圧といえるでしょう。

この場合問題なのは、患者さんは医師が処方した降圧薬をきちんと服用し、治療がうまくいっているように見えるため、医師も患者さん自身も安心してしまうことです。夜間の高血圧に気づかないでいると動脈硬化などが進行する可能性が高くなります。

そこで、この仮面高血圧の区分に入る場合は、直ちに「要治療」とされます。もし、頭がボーッとして体調がすぐれない状態が続いた場合は、診療時だけではなく、家庭や職場でも血圧を測定し、数値を確かめてみることも大切です。

④持続性高血圧

常に血圧が高いという状態です。それだけ心臓や血管に負担がかかっているということですから好ましくありません。

また、腎臓病や糖尿病などの徴候かもしれませんので、いつ、どこで計測しても数値が高いという場合は、すみやかに医師と相談した方が良いでしょう。


いかがでしょうか。ここまでお読みになって、血圧とはどんなものなのか、その基本的な仕組みについてご理解いただけたと思います。

私たちは、曖昧なものや不明確なものに対して、本能的に恐れの感情を抱きがちです。メディアから「高血圧症は怖い病気だ」と聞こえてきたり、医師から「降圧薬を服用しましょう」と言われたりすれば、高血圧に対する恐怖心や不安が募るのも当然かもしれません。

しかし、こうして血圧の仕組みを知れば、必要以上に怖がるものではないということがおわかりいただけるのではないでしょうか。恐れるべきは高血圧そのものではありません。高血圧の仕組みを理解せず、医師に言われるがままに薬を長期服用してしまう「従順さ」なのです。

それでは、高血圧の仕組みについて大枠を理解したところで、高血圧を引き起こす真の原因、および、現在行われている高血圧の治療法などについて、次の章からお話してみましょう。

この先、高血圧の仕組みについて疑問に思うことが出てきましたら、その都度、この章へ立ち返ってみてください。基本をしっかりと認識することが、本書を正しく読み進めるコツです。

第2章

日本における「高血圧症」の実態

私もあなたも高血圧症。こんな日本、どうなってるの？

私たちの体というのは、実にうまくできているもので、理由のないことは絶対に起こりません。肥満の人は、肥満になるような生活をしているからなるべくして肥満になっていますし、アレルギーを持っている人も、がんの人も、高血圧症の人も同様に、なるべくしてそのようになっているのです。

現実に起こっている症状は、すべて何らかの理由が存在することになります。ということは、もし、その理由に気づかずに症状だけを改善しようとしたら、一体、どのようなことが起こるのでしょう。

たとえ、一時的に薬の力で症状を緩和することができたとしても、結局、根本の原因が解決されていないのですから、またいつ症状がぶり返してくるかわかりませんよね。

私たちはつい、症状や検査値という、ものごとの一側面だけに気をとられてしまいがちです。たとえば、高血圧症だと診断されたら、「高血圧症は心臓病や脳卒中などを引き起こすから、血圧を下げないと！」と焦って病院へ通ったり、食塩を極端に減らしたりと、血圧を下げることに躍起になります。

しかし、血圧だって何も理由なく上がっているわけではありません。必ずそこには理由があり、あなたの体は血圧を上げることで、何らかの緊急事態に対処しようとしているのです。そこであなたが無理矢理血圧を下げようとすれば、たとえ、数値の帳尻があったとしても、またどこかに不具合ができてしまうのは当然ですよね。

人の体は部品の集まりではありません。

六〇兆個の細胞が、お互いに関連し、作用しあいながら生命を保っているのです。

そうした「人体」という小宇宙を、少し眺めてみる余裕を持ってみませんか。一つの症状をいろいろな側面から見てみたら、きっとたくさんの発見があるはずです。そうした発見の積み重ねが、私たちの健康を支える実践的な知識となるのですし、それらの知識を持っていれば、耳にどんどん入り込んでくる多種多様な情報に振り回されることもないでしょう。

あなたは、あなたの経験に基づいた、あなた自身の「健康学」を持てば良いのです。そのために、まずは必要最低限の知識をしっかり身に付けることから始めましょう。その知識は、あなたを情報の洪水から守ってくれる、大切な盾となってくれるはずです。

1　「日本国民の三人に一人が高血圧症」って本当？

――先生、実は先日、健康診断を受けたら「血圧が高いですね」と言われてしまったんです。それ以来、「大丈夫かな」という思いがいつも頭の中を占めています。

高血圧症には自覚症状がほとんどありませんから、気がつくと血圧が高い状態が続いていたということがありますね。血圧は簡単に揺れ動きます。特に心配事などがあると血圧は上昇しますから、そのような時に測定されるとびっくりするくらい高いこともあります。ただ、その状態が何日も続くというのでなければ、特に心配することはありませんよ。

ところで、その後、血圧を測ってみられましたか。

——怖くてできないんですよ。

そうですか。それでは大きな電気屋さんに行かれた折、血圧計の見本が置いてありますので、測定してみると良いでしょう。

まず、「血圧が高かったらどうしよう。心配だ、心配だ」と思いながら測ってみてください。次に、いったんその場を離れ、前から欲しかったもの、たとえば大好きな歌手のＣＤなどがあれば、思い切って買っちゃいましょう。そして、ニコニコと幸せな気持ちでもう一度、血圧計のコーナーに行き、再度測定してみてください。

——なるほど、気分を変えて二度測定してみるんですね。心の状態によって血圧は変わるということでしょうか。

おそらく、異なる数値が表示されるはずです。心のありようによって血圧の数値が変わるということについては、後ほどご説明しましょう。

——どうも最近、血圧という言葉に敏感になってしまいました。現在の日本では高血圧症の患者数が増えているそうですね。

衝撃的なのは、二〇〇六年に行われた国民健康・栄養調査の結果で、高血圧症有病者は約三九七〇万人、また、正常高値血圧者は約一五二〇万人、合わせて約五四九〇万人が血圧が高いと発表されたことです。

——約四〇〇〇万人の人が高血圧症有病者ということは、実に、「国民の三人に一人が高血圧症と断定される」ということになりますよ！　それは大変な数値ですね。

そうなんです。

しかし、私はこのデータが示す「病人だらけの日本」について少々疑問を持っています。その前に、高血圧症について、医師を中心に医療関係者が用いている「高血圧治療ガイドライン二〇〇九」をご紹介しましょう。

——ガイドラインということは、治療のマニュアルという意味ですか。

そうです。「この通りやってください」という日本高血圧学会からの指示書であり、「この通りやっておけば安心だ」という、医師にとってのマニュアルです。

このガイドラインは二〇〇〇年に作られ、二〇〇四年、二〇〇九年と改訂が繰り返されてい

図表 2-1　ガイドライン改定による高血圧基準値および降圧目標値の変遷

		高血圧基準値			降圧目標値		
		上の血圧	下の血圧	備考	年齢区分	上の血圧	下の血圧
～1999		160以上	95以上	高齢者は緩和	―	160未満	95未満
2000		140	90		60未満	130	85
					60～69	140	90
					70～79	150～160	90
					80～	160～170	90
2004		140	90	年齢区分なし	若年･中高年	130	85
					高齢者	140	90
2009	診察室	140	90	診察室･家庭血圧に分類	若年･中高年	130	85
					高齢者	140	90
	家庭	135	85		若年･中高年	125	80
					高齢者	135	85

るのですが、実はその都度、どんどん基準値（カットオフ値）が引き下げられています。

――えっ、本当ですか？　ちょっと待ってください。数値が引き下げられたら、高血圧症の患者数が増えることになってしまいますよね。

そう。これが、現在の高血圧症の治療に関する、一つ目の疑問です。

まずは、日本における高血圧治療のガイドラインがどのように推移してきたか、その様子をみてみましょう。

図表２-１をご覧ください。これはわが国においてここ十数年の間、基準値と降圧目標の数値がどういうふうに変わってきたか、まとめたものです。つまり、この基準値より高くなると、医師は「あなたは高血圧症ですから、降圧目標値まで下げるよう、速やかに治療を開始してください」と患者さんに告げることにな

ります。

「高血圧治療ガイドライン」は二〇〇〇年に、治療エビデンス（科学的根拠）を盛り込んだものとして厚生労働省の支援を受けて高血圧学会が作成しましたが、それまでは一九九〇年に厚生省と日本医師会が協力して作成した「高血圧診療の手引き」が使われていました。これがわが国最初のマニュアルです。

二〇〇〇年までは、上の血圧が一六〇以上、または下の血圧が九五以上の場合、高血圧症と診断されていました。つまり、上の血圧が一五九で、下の血圧が九四だった場合は、正常値であり問題にされなかったということです。

――上の血圧が一五九㎜Hgでも高血圧症とは診断されなかったんですか？　今の基準から考えると、ずいぶん高いような感じがしますけれど。

わが家に一九八五年版の「三省堂国語辞典」がありますが、高血圧の欄に「最大血圧が一六〇以上」と、ちゃんと書いてありますよ。

現在の基準値では、上の血圧一四〇以上、下の血圧が九〇以上のいずれか一方または両方を満たす場合、高血圧症と病名が付けられます。この数値が定められたのは、二〇〇〇年のガイドラインです。「一四〇／九〇以上の患者さんは一三〇／八五未満に血圧を下げましょう。できなければ投薬治療を行いましょう」となりました。

このように目標値が設定され、六〇歳以下の人や糖尿病などを有している人は一三〇／八五未満に、六〇歳以上の人では、年齢に応じて上の血圧は一四〇から一七〇までの値を目標としますが、下の血圧は年齢に関係なく九〇未満にしなければならなくなりました。

――ということは、一九九九年と二〇〇〇年のガイドラインの間に、上の血圧だけみても二〇㎜Hgも引き下げられたということですか！

これによって、少なくとも約二〇〇〇万人の高血圧症患者が増えたと考えられます。

ＮＰＯ法人医薬ビジランスセンター理事長であり医師の浜六郎先生は著書『高血圧は薬で下げるな！』（角川ｏｎｅテーマ21）の中で、「一九九八年の国民健康・栄養調査結果をもとに計算すると、上が一四〇～一五九、下が九〇～九四の境界域にある人は、男性一三二〇万人、女性一一四〇万人で、合計二五〇〇万人でした」と、述べられています。まさに、この人たちが基準値の引き下げによって新患者となったのです。

二〇〇〇年に発表されたガイドラインには、先ほどお話ししましたように、まだ年代別にそれぞれの降圧目標が定められており、若年・中年者では一三〇／八五未満に、七〇歳代は一五〇～一六〇／九〇未満に、八〇歳代は一六〇～一七〇／九〇未満と少し緩やかに設定されていました。

しかし、これが二〇〇四年になると、年齢別目標が撤廃され、たとえ八〇歳であっても降圧目標は一四〇／九〇未満に引き下げられてしまったのです。

そして、二〇〇九年に発表されたガイドラインでは、数値そのものは二〇〇四年版を踏襲していますが、ここでは「家庭血圧」という名目で実質的な基準値の引き下げを行っています。診察室血圧から五をそれぞれ引いた一三五／八五を基準値とし、若年・中年者の場合、一二五／八〇未満が降圧目標とされています。

また、二〇〇五年に八つの関係学会が合同で作った「メタボリックシンドロームの診断基準」のうち、血圧については一三〇／八五以上を高値としています。


――診察室血圧、家庭血圧、それからメタボリックシンドロームの診断基準と、高血圧だけで三つも基準値があるのですか。先生、そもそも基準値とはどのようにして決められるのでしょうか。


大きく二つの方法があります。

一つは、蓄積されたデータから異常値を求めるという方法です。例えば、住民健診を行っている市や町には毎年数千、数万のデータが蓄積されていきますね。そして、どの検査でどのような数値だった人が、二〇年、三〇年経つとどんな病気になったのかを調べます。こうすれば、たとえば後々脳卒中になった人が、かつてどれくらいの血圧値だったかがわかります。しかし、こうして求められた基準値が、すべての人の平均値というものではありません。

図表 2-2　基準値の作り方

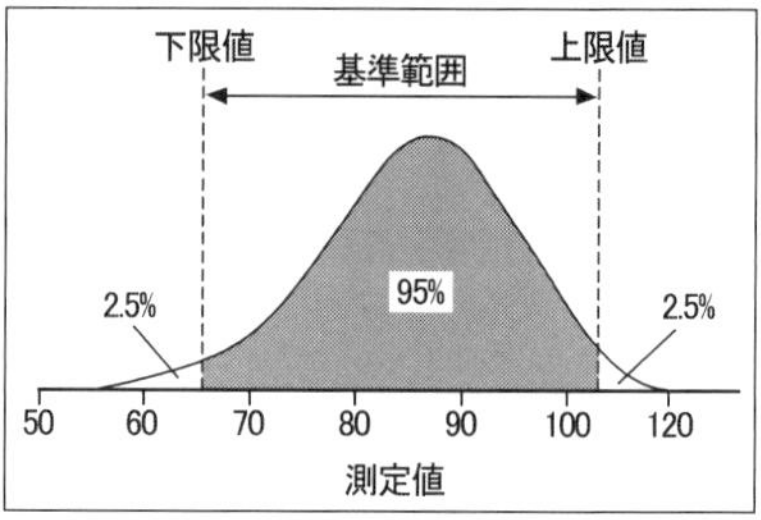

もう一つが、いわゆる正常と思われる人の検査結果をたくさん集め、図表2-2のように上下二・五％を除外し、九五％の人が含まれる数値を基準範囲にするというものです。したがって上下合わせて五％の人は、正常なのに異常者というおかしなことになりますよね。

ちなみに日本病院会（人間ドック学会）で使用されている基準値は、全国の検診施設から集めた二〇万人の中から、所定の基準を満たす五万余名の男女を抽出して統計処理したものだそうですから後者に当たります。

――ガイドラインがそれだけ厳しくなったら、やはり食塩も減らさないといけないのでしょうか。

もちろん、医師や管理栄養士さんたちはガイドライン通り、高血圧症の患者さんに一日の食塩摂取量を六グラム未満にするように指示するでしょう。特に、現在では「高血圧＝減塩」が常識となっていますので、血圧が高ければ誰彼の区別なく減塩させられるでしょうね。

現在、日本における食塩の摂取目標量は厚生労働省が定めています。その歴史を遡ってみると、厚生労働省が発表する食事摂取基準で食塩摂取量が一日一〇グラム以下と定められたのは一九七九（昭和五四）年のこと。以来二五年間続き、二〇〇五（平成一七）年には男性（一二歳以上）一〇グラム未満、女性（一〇歳以上）八グラム未満と、男女別の摂取目標量が設けられました。

そして、二〇一〇（平成二二）年から、さらに男性は九グラム未満、女性は七・五グラム未満に引き下げられました。これは、「健康の維持・増進のために食塩摂取量はできるだけ少ない方が良い。これまでの目標量はほぼ達成しており、新たな目標量を設定した」というものですが、その一方で、ＷＨＯ（世界保健機関）や日本高血圧学会では、高血圧症の予防と治療のために一日六グラム未満にするよう勧めています。

――〇・五グラム減ったところで、それほど大きな変化があるものなんですか。なんだか、余計に神経質になってしまいそうな感じがしますが……。

確かに専門家の中には数値を厳格に守ることが何よりも大切と考えている人もおられます。

そのため、保健師や管理栄養士は「おばあちゃん、塩は体に悪いですよ。お味噌汁は薄めに、お漬物は少なめにしましょうね」「うどんは麺だけ食べて、汁は残しましょう」と食事指導しています。減塩、減塩と塩がまるで極悪人のような扱いですが、これでは、とにかく塩を減らせば血圧も正常になると錯覚しそうですね。生理学や栄養学、調理学を学んだプロたちが、「塩は体に悪い」とか、調理人が心血注いで作っただし汁を「飲まないで残しましょう」と一生懸命に訴えている姿って、少々悲しい気がしてきます。

この数値はあくまで「目標」ですから、今回の改訂版のように、摂取量がその数値に近くなるとまた新たな数値目標が掲げられ、ひたすら減塩運動は続くでしょう。

こんなふうに、改訂される度に基準値が引き下げられ、降圧目標や食塩の摂取目標量がどんどん厳しくなっているという実情を、まず理解してください。

特に、二〇〇〇年には基準値が一気に二〇も引き下げられていますから、新しいガイドラインが施行された当日に病院へ行った人は、「昨日、お越しいただけば正常だったんですが、今日からはあなたも高血圧症の仲間入りです」となってしまったわけです。笑うに笑えない、おかしな話ですよね。しかし、こんなことが現実に起こり得たのです。


――確かに、笑うに笑えない話ですね。「正常」と「異常」がたった一日でコロッと変わってしまうなんて。


血圧の数値といえば、こんなエピソードがあります。

先日、ロバート・ダウニー・Jr主演の映画『シャーロック・ホームズ』を観ていたときのことです。ご存知の人もいらっしゃるでしょうが、これは一八九一年、ビクトリア時代のロンドンを舞台にした探偵映画です。主人公ホームズの相棒であるジョン・ワトソン医師が、高齢のフィリップ大佐を診察し終えたときのこと、こんな会話がありました。

「血圧、一五六と八〇。まあ、問題ないでしょう」

「おかげさまで、ここ数年で一番良い数字だ」

これが現代だとどうなるでしょう。

「血圧、一五六と八〇。I度高血圧症ですね。高血圧はサイレントキラーと呼ばれ、自覚症状はありませんが、このままでは確実に動脈硬化を引き起こしますよ。突然死や脳梗塞、脳出血、心不全、腎不全、認知症になる可能性がありますので、血圧を下げる薬を出しておきましょう」

「ありがとうございます、ワトソン先生。今日から私も塩を減らさないといけないですな」

「そうですね。一日六グラム未満にしてください。では、私は今、難事件を抱えていますので、今日はこのくらいにしておきましょう」

と、このような会話が繰り広げられるのでしょうか。

しかし、少々細かいことを申し上げると、この話は時代考証が間違っています。一八五〇年にフランス人のマジュンディによって水銀血圧計による圧力測定の原理が開発され、一八九六年、それを応用して現在のように上腕にマンシェットを巻きつける小型血圧計が、イタリア人の医師であるシピオーネ・リバ・ロッチによって開発されました。

その五年後にドイツでマンシェットの改良版が作られてから、血圧計の普及は一気に加速し、一九〇五年にはロシアの外科医であるニコライ・セルゲヴィッチ・コロトコフによって、聴診器を利用したコロトコフ聴診法が確立されたのです。

つまり、一八九一年にこの会話はまだできなかったのではと思われますが、まあ、いずれにしてもその頃には血圧が一五六と八〇であっても「問題なし」と判定され、「ここ数年で一番良い数値だ」と言っていることが面白くありませんか。

――ほんとうに、そんな数値でも大丈夫なんですか。

私も、臨床栄養学を長年教えていますが、二〇〇〇年までは「一六〇／九五以上が高血圧症」とお話していましたよ。

――どうしてこんなふうに、ガイドラインが改訂されるたびに、降圧目標が引き下げられているのですか。

もともと、日本のガイドラインはアメリカのものに追従して作られているという背景があります。このようなガイドラインは、世界的にみてもアメリカが一歩先んじていますので、日本もそれを見習ってガイドラインを作成しています。その際、数値もそのまま利用しているというわけです。

しかし、よく考えてみてください。日本人とアメリカ人では、自然環境はもちろん、体格やものの考え方、食事内容や生活習慣などずいぶん異なりますよね。

肉中心の食事が好まれるアメリカと、昔よりだいぶ肉食になったとはいえ、まだ野菜や魚を中心とした伝統的な食事も残っている日本とでは、生活の仕方も食事の内容も、全くといって良いほど異なります。それなのに、血圧などの診断基準だけは日本もアメリカも同一で良い、という考え方はどうもしっくりきませんね。

――確かにそうですよね。それに、「日本人の方が、肥満の多いアメリカ人より健康的」というイメージもあります。

二〇一一年、ＷＨＯが世界各国の平均寿命（二〇〇九年時点）を発表しました。それによると、日本人の平均寿命は八三歳で一九三ヵ国中一位です。一方、アメリカ人をみてみると、平均寿命は七九歳で二九位です。

もちろん、平均寿命だけで一概に判断することはできませんが、日本人の方がアメリカ人よりも長生きしていることは、この数値からみてもおわかりいただけるでしょう。

――それなのに、どうして日本がアメリカの追従をする必要があるんだ、ということになりますよね。

そうです。「アメリカがこうだから」「ＷＨＯの見解では……」というように、何でもかんでもアメリカに追従するというのをそろそろ止めてはいかがでしょうか。アメリカのガイドラインはアメリカ人に必要なものであって、トータル的にみればむしろアメリカが見習うのは日本ではないかと思います。「日本国民を健康に」と考えるなら、日本国民の食習慣や生活環境、体質などを考慮して、日本人に合った独自の基準値やガイドラインをぜひ作成してほしいのです。

――それは、具体的にはどのようなものでしょうか。

たとえば、現在の基準値の多くは、男性も女性も、若い人も高齢者も、一つの数値で一律にスパッと切ってあるでしょう。本来、性別や年齢によって生活レベルや健康状態は異なるのが当然なのに、それらの違いを考慮せず、一つの数値で健康かそうでないかを見極めてしまうのはおかしいと思いませんか。

――なるほど、そうですね。それに気がつきませんでした。医師が決めたことに間違いはないと信じていますし、今まで考えたこともありませんでした。こんな簡単なことさえも、言われてみないとわからないんですね。しかし、先生、どうして基準値は一つしかないんでしょう。

誰もが簡単で分かりやすいからでしょうね。

私たちは「なぜ、基準値は一つしかないんだろう」と思っても「世の中がそうなっているのだから、仕方がないか」で終わってしまいがちですが、中には「それなら自分で基準値を作ってみよう」という、非凡な才覚をお持ちの人がいらっしゃいました。東海大学医学部教授の大櫛陽一先生たちです。

大櫛先生たちはこのような疑問を解決すべく、全国四五ヵ所の健診実施機関より約七〇万人のデータを集められました。先ほど述べましたが、日本病院会で使用されている基準値は二〇万人中約五万人の統計処理で作られています。こうして数字を比べてみると、大櫛先生らの集められたデータがどれだけすごい数字かおわかりでしょう。

そこで健診や日常臨床検査としてよく使われている二四項目の男女別五歳ごとの基準範囲を純粋に数学的な方法でつくり、ウェブサイト（http://www.mi-tokai.com/）で男女別に五歳ごとの基準範囲などを公開されています。

この基準範囲の特徴は、日本全国七〇万人のデータを男女別五歳刻みで表わしているため、実態に即したものであると考えられることと、それからもう一つ、大櫛先生ご自身が「今回、医薬品や健康食品業界の支援を一切受けないで作った」と述べられていることです。

つまり、何の利害もなく純粋に行われた統計の結果なのですから、これは信憑性が高いということがわかりますよね。

そのうちの上の血圧（収縮期血圧）を男女で比較したものが、図表２‐３です。

この表に示されている通り、男・女、年齢による違いが明確です。男女差は若いほど大きく、高齢になっていくにしたがって小さくなっています。また、高齢になれば下の血圧が下がり始

図表 2-3　収縮期血圧「男女別５歳ごとの基準範囲」

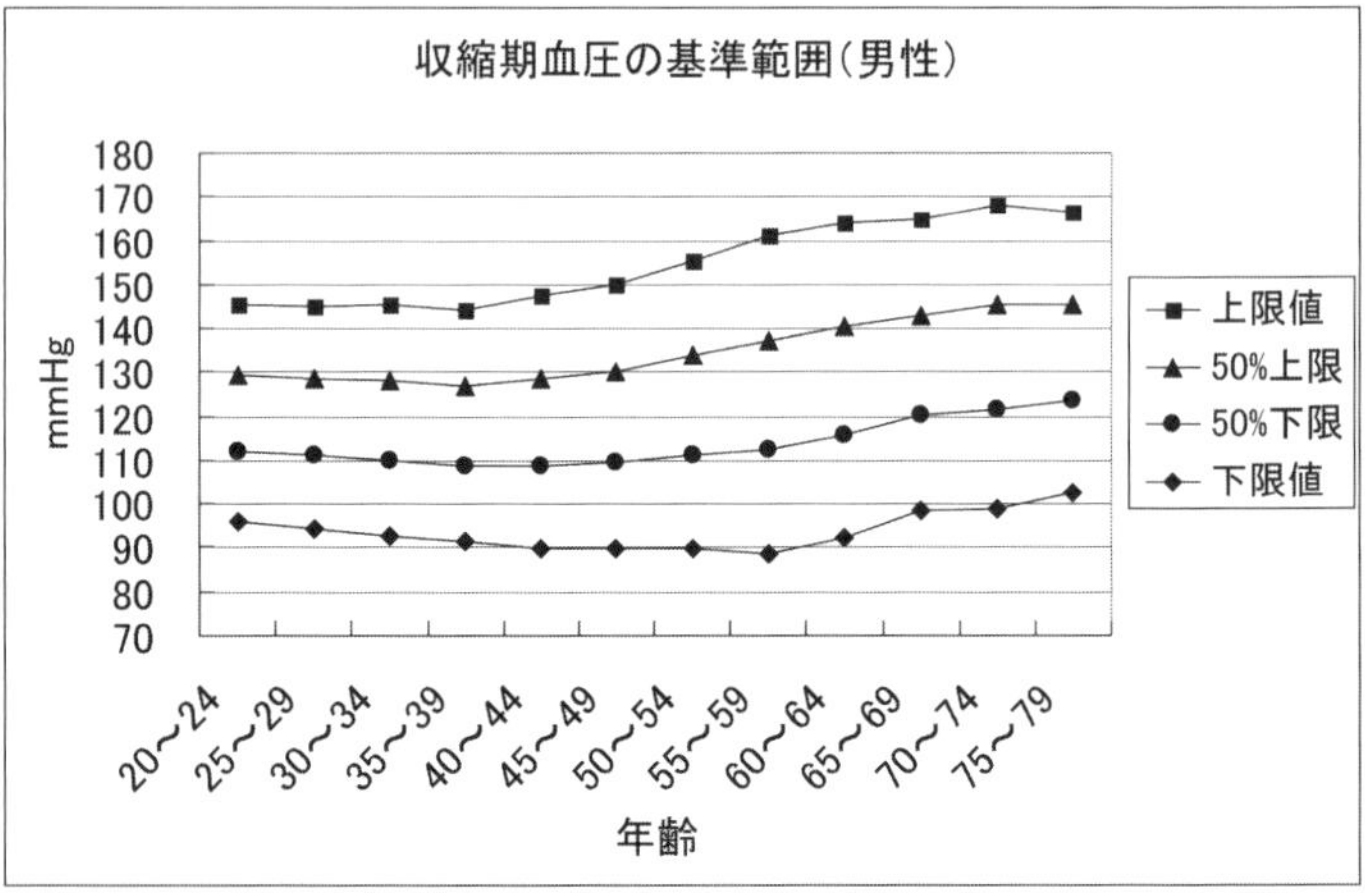

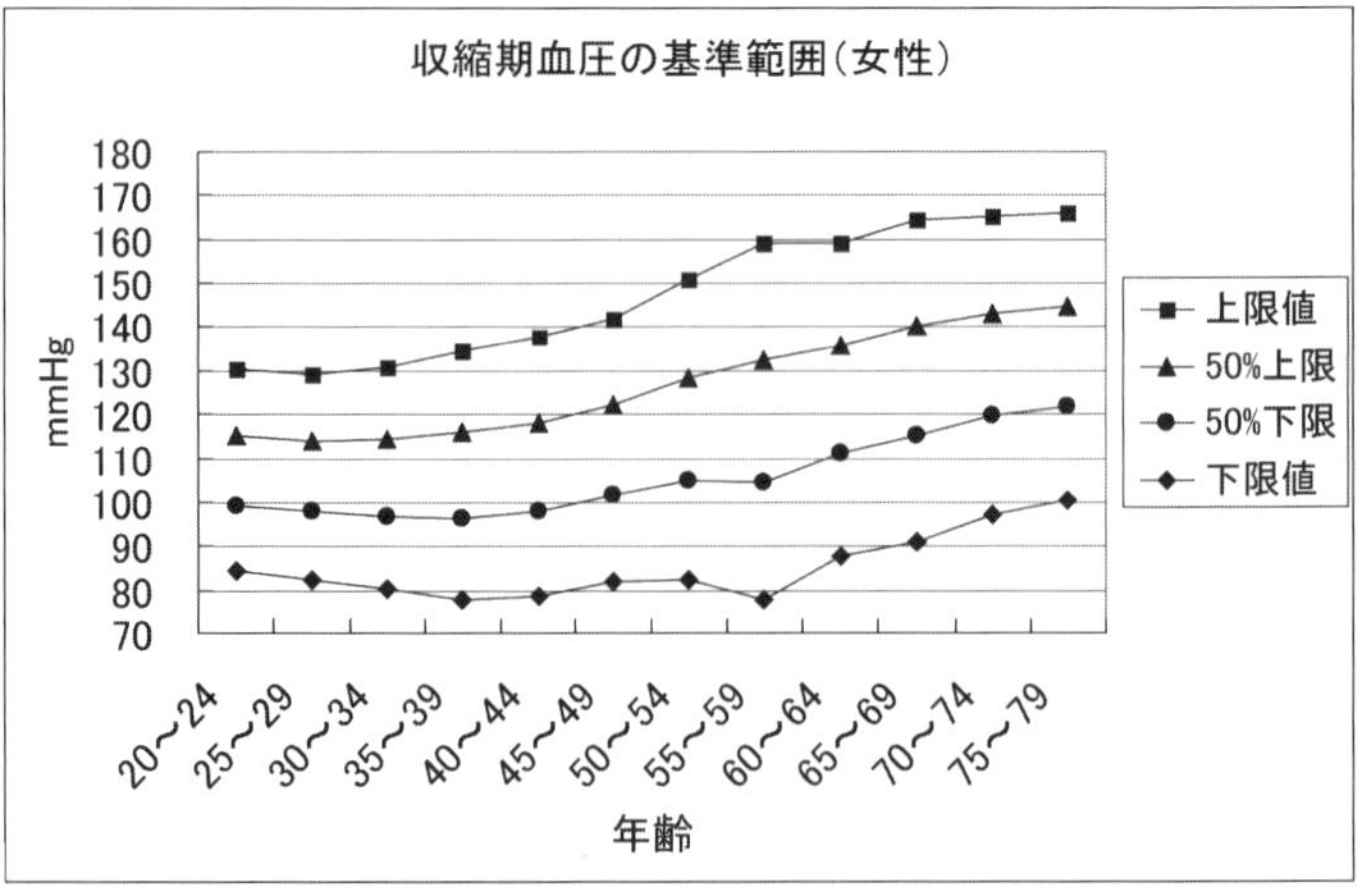

めますので、「脈圧」が大きくなるのがおわかりでしょう。

このように「基準値」という一つの数字ではなく、「基準範囲」と幅を持たせ、男女別、年齢別の数字を示すことこそ、エビデンスのある数値といえるのではないでしょうか。

大櫛先生は、それぞれの年代の上限値や下限値を基準にして、血圧の基準範囲を決められました。この基準範囲の中に入っていれば安心というわけですが、それを超えたとしても、それほど神経質になる必要はありません。被験者の皆さんはお元気だったのですから。

大櫛先生は『検査値と病気　間違いだらけの診断基準』（太田出版）の中で、茨城県の老人基本健診データの分析結果を使って、「血圧一六〇／九五以上の人」と「一四〇／九〇未満の人」で死亡リスクに違いがないこと、「日本高血圧学会の二〇〇四年の目標値を超えても、すぐには薬物治療の必要性がない」ことなどを挙げられています。

――男女とも、高齢者になればなるほど血圧はどんどん上がっていますが、上の血圧が一六〇㎜Hgを超えても健康なんですね！

その本の裏表紙にこう書いてあります。

・七〇歳　収縮期血圧一四〇㎜Hg　最適範囲内です。
・六〇歳　収縮期血圧一六〇㎜Hg　薬に頼らず、一年間体を動かしてみましょう。

——若い人に比べて高齢者になるほど血圧が上がるのはどうしてなんですか。もう一度、説明をお願いします。

私たちは高齢になればなるほど血管の老化が進みます。そのため血管の壁の弾力性が失われていくことになりますが、次の図表2-4をご覧ください。

図表 2-4　血管の構造

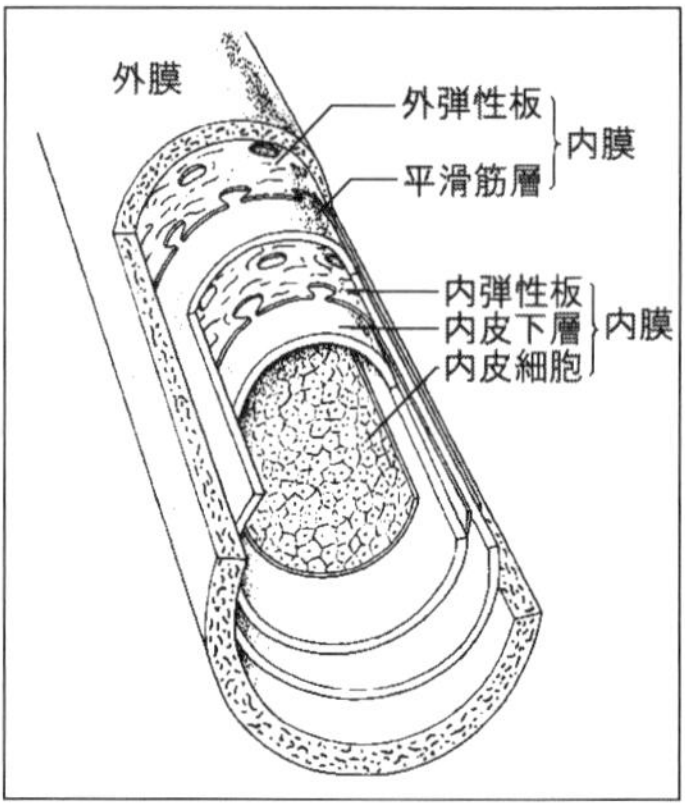

私たちの血管は、内膜、中膜（平滑筋といって伸縮自在な筋肉で構成）、外膜の三層からできています。このうち、一番内側にある内膜と中膜の間は内弾性板、中膜と外膜の間は外弾性板によって血管が補強されています。これはちょうど、ガス管が外層、補強層、内層の三層になってガス漏れを防止しているのと同じような構造です。

この弾性板は、コラーゲン（膠原線維）やエラスチン（弾性線維）で構成されていて、非常に柔軟性が高いという特徴があります。

しかし、加齢とともにこの柔軟性が衰えてくると、血管の伸び縮みを利用して血液を先方へ流すことが難しくなってしまいますから、当然、心臓の心室は体の隅々まで血液を循環させるため、力一杯、血液を押し出さなければなりません。そうすると、必然的に上の血圧が高くなりますよね。

同様に、今度は心臓の心室が上部の心房から血液をもらって拡張する間、血管は元に戻ろうとして一時的に抱き込んだ血液を先方に送り出しますが、血管の柔軟性が失われていくほど、この血液量が少なくなります。そのため下の血圧は低くなってしまいます。つまり、脈圧が大きくなるのが、高齢者の血圧の特徴といえるのです。

——なるほど。ということは、年齢によってそれぞれ最適な血圧があっても良いということですね。

むしろ、年齢による差がなければおかしいということになります。若い人と高齢者では体内の状況も生活レベルも違いますから、体はそれに相応しい血圧に落ち着いているはずなのです。

先ほど、血管の弾性板の柔軟性が加齢とともに衰えるとお話ししましたが、弾性板の素材はコラーゲンとエラスチンで、コラーゲン線維をエラスチンが支える構造になっています。このコラーゲンはたんぱく質とビタミンCでできており、一方、エラスチンは主にたんぱく質とビタミンB_6でできています。

となると、これは栄養素の問題です。これらたんぱく質やビタミン類が不足してくると、血管は柔軟性を失い、必然的に血圧は上昇することになります。

――それでも、「血圧が一六〇でもOK」というお話にはビックリです。それなら、現在、そのくらいの数値で降圧薬を服用している人の大半が、薬は不要になるんじゃないですか。

もちろん物事を両極端に考えてはいけませんが、私たちの血管は、そうそう簡単に壊れるものではありません。たとえ、上の血圧が二〇〇だったとしても、そういう数値がずっと続くのでなければ、特に問題はありませんよ。

私は学生時代、上の血圧を計算する目安として、「最高血圧＝年齢数＋九〇」と学んできました。これは、元東京大学教授である故・沖中重雄先生らが著された最も権威ある教科書『内科診断学』（医学書院）に掲載されているもので、「年齢数に九〇を加えた数字よりも低ければ、血圧は正常」という診断法が、当時の主流でした。

これは、世界的な高血圧学者、オックスフォード大学のジョージ・ピッカリング博士が、保険会社と協力してロンドンに住んでいる約二〇〇〇人の血圧を測定したデータから導き出したもので、多くの人の血圧は、年齢に九〇を足したぐらいの数値であり、年齢と共に上がっていくそうです。

この式に自分の年齢をあてはめてみると、たとえば、四〇歳の人なら上の血圧は一三〇ですが、五〇歳なら一四〇、六〇歳なら一五〇、七〇歳なら一六〇までが正常ということになりますよね。

学会のガイドラインを重視している専門家たちはこの方法を否定しています。「これでは、五〇歳を超えると高血圧症の仲間入りをすることになるではないか」というのが理由ですが、これこそ本末転倒といえますよね。性別や年齢、人種に関係なく「一四〇／九〇未満でなければ正常でない」と断定することこそ間違っているのではないでしょうか。数値はあくまで目安として用いるものですから。

特に、女性や高齢者に多いのですが、一回血圧を測ってその数値が普段よりちょっと高めだと、心配になって、もう一度測り直してしまう人がいるんですね。そうやって、二回、三回と測り直し、その中で一番低い数値が正しいのだと思い込もうとする……。こんなふうに、数値に振り回されてしまうようでは、むしろ血圧を測らない方が良いかもしれませんね。

ちょっと興奮したり、ドキドキしたりするようなことがあっただけで、血圧は簡単に上昇しますから、「もともと血圧は変動しやすいものだ」というふうに理解しておけば、それほど神経質になることはないでしょうし、反対に、血圧の数値を気にすればするほど、それが自分をイライラさせる元となり、輪をかけて血圧を上げる結果になるということもあります。

医師は毎日、朝昼晩と正確に測ることを勧めるでしょうが、私はそこまで神経質にならなくて良いと思います。

もし、血圧を測る時は一日一回、できれば夕食後、一時間ほど経ってリラックスした頃に測ると良いでしょう。

測る時は、必ず椅子に座りましょう。血圧は臥座（横になった状態）が最も高く、座位

（座った状態）、立位（立った状態）の順に低くなります。また、測定する腕の位置を心臓と同じ高さにすることです。心臓より下に下げると血圧は上がりますのでご注意ください。

――では、少々血圧が高いくらいでは病院へ通う必要がないということですか。

病院へ行くか行かないかの目安については、前述の大櫛陽一先生の作成された、図表2‐3を参考にされてはいかがでしょう。

ただ、気をつけていただきたいのは、「通常よりちょっと血圧が高めだな」という状態が長く続いたときです。もしかしたら他の疾病が隠れているかもしれないので、病院で検査だけはしてもらった方が良いでしょう。

高血圧症には自覚症状というものがほとんどありませんので、血圧を測定しない限り、自分の血圧が上昇しているということを知るのは難しいと思います。簡単な目安として、「頭がフラフラする」「めまいがする」「なんとなく体がだるい」というような症状がみられたら、血圧を測ってみても良いかもしれませんね。ただし、「あまり神経質にならない程度に」ということは、お忘れなく。

2　実は、真犯人は塩じゃなかった⁉

――「高血圧にならないために、普段から減塩しよう」ということが盛んに聞かれますが、そもそも本当に高血圧の原因は塩の摂り過ぎなんでしょうか。

皆さんが最も気になるのはこの塩と高血圧の関係でしょうね。確かに塩が原因の一つであることは間違いありません。

その前に塩は、「食塩」「塩分」「ナトリウム」と、色々な表現をしますので、最初にこの違いを明確にしておきましょう。

――はい、お願いします。

まず食塩の塩（えん）とは、酸の陰イオンと塩基の陽イオンがくっついたものをいいます。中でもナトリウムイオンと塩化物イオンが結合した塩化ナトリウム（NaCL）は、食べられる塩なので「食塩」と呼んでいます。

この塩化ナトリウムは固体の状態のときには電流を通しませんが、水に溶かすと電流が流れます。これを電解質といい、水に溶けて陽イオン（Na^{+}）と陰イオン（CL^{-}）に分かれます。

ということで、もう一度簡単に言い直しましょう。「食塩」や「塩（しお）」は調味料などに用いるもので、手にとることができるもの。「塩分」は食品中に含まれる塩化ナトリウムのこと。「ナトリウム」は人体内に摂り込まれ、血液などに溶けてナトリウムイオンとなった状態を言います。

おわかりになりましたか。それでは、塩がどうして高血圧と結び付くのか、一緒に考えてみましょう。

――学生時代に、確か浸透圧の関係だと聞いたことがあります。

そう。塩分は浸透圧といって、水分を引き付ける力があります。血液中にナトリウムが多いと浸透圧が高くなりますので、これを正常に戻すためにホメオスタシス（恒常性維持機構）が働き、ナトリウムの血中濃度を一定にしようとします。

塩辛いものをたくさん食べると水を飲みたくなりますよね。体はナトリウム濃度を薄めるために、水分の排泄を抑えたり、細胞内液から水分を引き出したりしながら、血液量を増やします。そのため血圧は上がります。

しかし、これは一時的なものなのです。そのままでは心臓に負担がかかりますので、腎臓はちゃんと正常な浸透圧と血液量に戻すために、副腎皮質ホルモンであるアルドステロンや、下垂体後葉ホルモンであるバゾプレシンの分泌量を減少させて、ナトリウムや水分の排泄量を増やします。

したがって、腎臓が正常であれば一日当たり二〇～三〇グラムの食塩相当量は排泄されますので、全く心配はいりません。

また、毎日運動をしたりお風呂に入ったりしてしっかり汗をかけば、余分なナトリウムは出て行きます。そのため、塩分の制限をしている人とそうでない人では、汗の中のナトリウム排泄量が異なります。

ただ、毎日、塩分を大量摂取することは、腎臓に負担を強いることになりますので、次第に腎臓機能を低下させるかもしれませんね。また、ナトリウム排泄機能の弱い腎臓病の人は血圧が高くなりやすいので、もちろん塩分の制限が必要になります。

そういえば、あなたも血圧が高いと言われたのですよね。減塩に取り組んでみましたか。

――はい、塩分は控えめにした方が良いと考えて、醤油も減塩タイプを使用しています。あとは調理の際に、食塩の量を少なくして薄味を心がけていますが、実際にどのくらいの量を減らせているのかわかりません。

そうですね。「減塩しなくては」と気にはなるでしょうから、少し薄味にしてみたり、減塩タイプの調味料を使ってみたりする人は多いかもしれません。

「減塩していれば安心」と思う心が、実際に血圧を下げることがありますから、無理のない程度で減塩生活を続けるなら、それはそれで良いことだと思います。

しかし、人によっては、食品に含まれている「食塩相当量」を食品成分表を使ってまで細かく計算し、一日六グラム未満にしなければと神経質になってしまい、食べること本来の楽しみを見失っている場合もあります。もちろん外食も一切しなくなるでしょう。

――そうですね。薄味に慣れてしまえば、それはそれで「健康的な味なんだなあ」と思わなくもないのですが、一日の摂取量を計算するわけではありませんし、全くの無塩にして、食品本来の味を楽しもうとか、違う調味料で味付けしようとか、そこまでの心境にはなっていません。

ところで、先生、先ほどから出ている「食塩相当量」って何でしょうか。

この章のはじめに、「日本人の食事摂取基準で食塩が男性は九グラム未満、女性は七・五グラム未満に引き下げられた」とお話しましたね。

この食塩とは、単に「調味料として使う食塩」だけでなく、「食品に含まれるナトリウム」も加えたものです。ナトリウム（Na）そのものは、食塩（NaCL）ではありませんので、ナトリウム量を食塩量に換算する必要があります。なぜなら、一日の摂取量の基準はあくまでも食塩量だからです。ナトリウム量を食塩量として揃えたもののことを、「食塩相当量」と呼んでいます。

その計算方法として、食塩相当量（g）＝ナトリウム量（㎎）×二・五四÷一〇〇〇という数式を用います。この二・五四倍についての説明は省略しますが、NaをNaCLに揃えるには、二・五四倍してあげれば良いのです。

たとえば加工食品には、図表2-5のように統一された表示方法で記載してありますので、皆さんは、その「ナトリウム量」をご覧になって「約二・五倍すると食塩相当量になるのだな」とおわかりいただければ十分です。
　食品中のナトリウムは、たとえ微量しか含まれていなくても、約二・五倍しないと食塩量に相当させることができませんから、実際には思っている以上の量の塩分を摂取していることになりますよね。

——ということは、毎日の食事で、小さじ一杯の食塩を〇・五杯に減らすような涙ぐましい努力を続けていても、加工食品をたくさん摂ると、無駄な努力ということになってしまうのですね。

　現在の日本人は加工食品をよく利用していますし、子どもの頃から慣れ親しんでいる人も多いでしょうから、必然的にある程度のナトリウム量を毎日摂取していることになりますよね。
　だからこそ、ナトリウムの正しい理解が必要になってきます。便利だからと加工食品を利用するのも、ほどほどに。調理に多少の手間ひまをかけ、それを楽しむ余裕も現代人には必要だろうと思います。

——加工食品には、ナトリウムがそんなに含まれているんですか。
加工食品や調味料に含まれているナトリウムといって、いったい

図表 2-5　栄養表示例

標準栄養成分（1食分20g当たり）	
エネルギー	92kcal
たんぱく質	1.6g
脂質	2.4g
炭水化物	16g
ナトリウム	500mg
カルシウム	19mg

何のことだかおわかりでしょうか。
多くの加工食品には、必ずといって良いほど、四つの成分が含まれています。

――はい、先生の前著『「脱!がんサイクル」のすすめ』(花伝社)で教えていただきました。「砂糖」「食塩」「油脂」、それから、そう、「うま味調味料」でした。

そうです。よく覚えていましたね。「うま味調味料」は以前、「化学調味料」といわれていましたが、イメージが悪いことから単に「調味料」と記載されています。

――日常使っている「だしの素」ですね。

たとえば、昆布とかつお節を使って丁寧にだしを取った汁物は、上品で最高においしく感じられますよね。それは、昆布に含まれている「うま味成分」であるグルタミン酸と、かつお節のイノシン酸の相乗作用によるものです。単独のうま味よりも、この二つを混合した方がうま味の強さは七~八倍にもなるといわれています。その他、うまみ成分には干し椎茸のグアニル酸、日本酒や貝柱のコハク酸などがあります。

ただし、この昆布に含まれているのは、あくまで「グルタミン酸」ですが、うま味調味料となると「グルタミン酸ナトリウム」になります。この方が保存性に優れ、水に溶けやすいという利点があります。つまり、イノシン酸ナトリウム、グアニル酸ナトリウムなどのように、ナトリウムとセットになっているからこそ、加工食品や、調味料の中に投入できるのです。

ちなみに、加工食品に投入される食品添加物の多くも、このナトリウム塩です。たとえば保存料の「安息香酸ナトリウム」、発色剤の「亜硝酸ナトリウム」、増粘安定剤の「アルギン酸ナトリウム」など、数えるときりがありません。

——加工食品にはもちろん食塩が入っていますし、うま味調味料を使えば使うほど、ナトリウムの摂取量も増えていくということですか。

そうですね。加工食品はこうした調味料を加えることで、どんな劣悪な食材を使っていても、必ず美味しくなります。だから加工食品は、基本的にはみな同じ味になるということがおわかりいただけるでしょう。

それから、加工食品には砂糖や油脂も大量に投入されています。実は、この二つも血圧を上げる働きがあるのです。

——食塩が血圧を一時的に上げるのは理解できますが、「砂糖」や「油脂」も血圧を上げてしまうのですか。

そうなんです。まず砂糖は、適度に摂っている限り、体に害はありません。むしろ、脳にとって糖分は唯一のエネルギー源ですから、糖が不足しては脳を働かせることはできませんし、思考能力が低下してしまいます。少し糖分を摂るとリラックスしてホッと心や体が緩むという経験があるでしょう。

そのように、砂糖も適量であればとりたてて問題はないのですが、これが大量に摂り込まれると、たちまち体に負担をかけてしまいます。特に清涼飲料水の場合、重量の約一〇%、五〇〇ミリリットルのペットボトルでは約五〇グラムの砂糖、または、でん粉をブドウ糖と果糖に変えた異性化液糖（シロップ）が含まれています。砂糖は二糖類、異性化液糖は単糖類ですから、あっという間に体に吸収され、清涼飲料水を一本飲むだけで、血糖値は急上昇してしまいます。これは異常事態ですので、膵臓はB細胞から平常時よりも多いインスリンを分泌します。そのため二時間を過ぎると、反動で急激に低血糖状態になってしまいます。

緩やかに血糖値が低下していく場合には、膵臓のA細胞から分泌されるグルカゴンによって、肝グリコーゲンがブドウ糖に分解され、血糖維持に役立つように対応します。しかし、急激に血糖値が低下し、低血糖という異常事態が起こると、副腎髄質からアドレナリンが分泌され、同じく肝グリコーゲンを分解し、血糖値回復に努めますが、このアドレナリンは同時に心臓や血管に作用して血圧を上げてしまいます。

――なるほど。よく、砂糖を大量に摂る子どもは、いつもイライラしているとか、切れやすいとか言われますよね。大人の場合も同様で血圧を上げてしまうのですね。

そうですね。それから、油脂も血圧を上げる要因となります。

「サラサラ血液」「ドロドロ血液」という名称の提唱者の一人である、東京女子医科大学教授であり戸塚ロイヤルクリニック所長の栗原毅先生は、『血液サラサラ生活のすすめ――ドロドロにならない食事と過ごし方』（小学館）の中で、東京女子医科大学付属成人医学センターでの観測をもとに、血液検査で中性脂肪の数値が高い人や、肥満や糖尿病の人がドロドロ血液になっていると述べられています。

――ドロドロ血液を映像で見たことがあります。サラサラ流れている血液と違い、血球がベタベタくっつき合って極端に血液の流れが悪くなっていますね。

食事をすると血液中に脂質を運搬するリポたんぱく質という運搬船が増加します。少し専門用語が出てきますがお話してみましょう。

まず、食べ物に含まれている中性脂肪は、小腸でキロミクロン（カイロミクロン）という運搬船に乗って脂肪組織に運ばれ、一時的に貯蔵されます。この中性脂肪は、まもなく分解されて遊離脂肪酸となり、血液中へ放出されます。遊離脂肪酸の七〇～八七％は血中たんぱく質であるアルブミンと結合して輸送され、筋肉（心臓、骨格筋）のエネルギー源となったり、生体膜などの部品として利用されたりします。

肝臓もまた中性脂肪やコレステロールを合成し、これをＶＬＤＬという運搬船として送り出しますが、主な荷物である中性脂肪を必要な細胞に降ろしていくと、今度はコレステロールの占める割合が大きくなりますのでＬＤＬという運搬船に名称が変わります。

このように、血液中には数種の脂質運搬船が無数に流れていますが、ストレスによって発生する活性酸素によってしばしば破壊され、脂質が酸化物となって血液中に撒き散らされてしまいます。高速道路でトラックが衝突し、積んでいた荷物が道路上に散乱するようなものですね。キロミクロンやＶＬＤＬ中の中性脂肪が血液中に撒き散らされるときは、過酸化脂質といってベトベトした糊のような状態になります。これが「ドロドロ血液」の正体です。

また、脂肪細胞から出てきた遊離脂肪酸（ＦＦＡ）は、グリセロールという留め金に脂肪酸が三つ結合している安定した中性脂肪から離れているものですから、活性酸素の攻撃をまともに受けてしまい、簡単に酸化脂肪酸に変貌します。

先ほど、血液検査で中性脂肪の数値が高い人や、肥満や糖尿病の人がドロドロ血液になっているとお話しましたね。

特に脂っこい肉料理を食べた後、体がぐったりすることはありませんか。霜降り肉や豚カツを食べた後の血液を顕微鏡で見ると、赤血球がベタベタくっつき合って団子状態になっています。こんな赤血球では、とても毛細血管の中に入ってはいけません。そのため細胞全体の酸素供給量が三〇％ほど落ち込むともいわれています。

人の体内の血液の総量は、およそ体重の一三分の一（約八％）ですから、体重が六〇キログ

図表2-6　食塩摂取量の推移

[１人当たり・１日の食塩摂取量の推移（１歳以上）（1985年から2009年）]

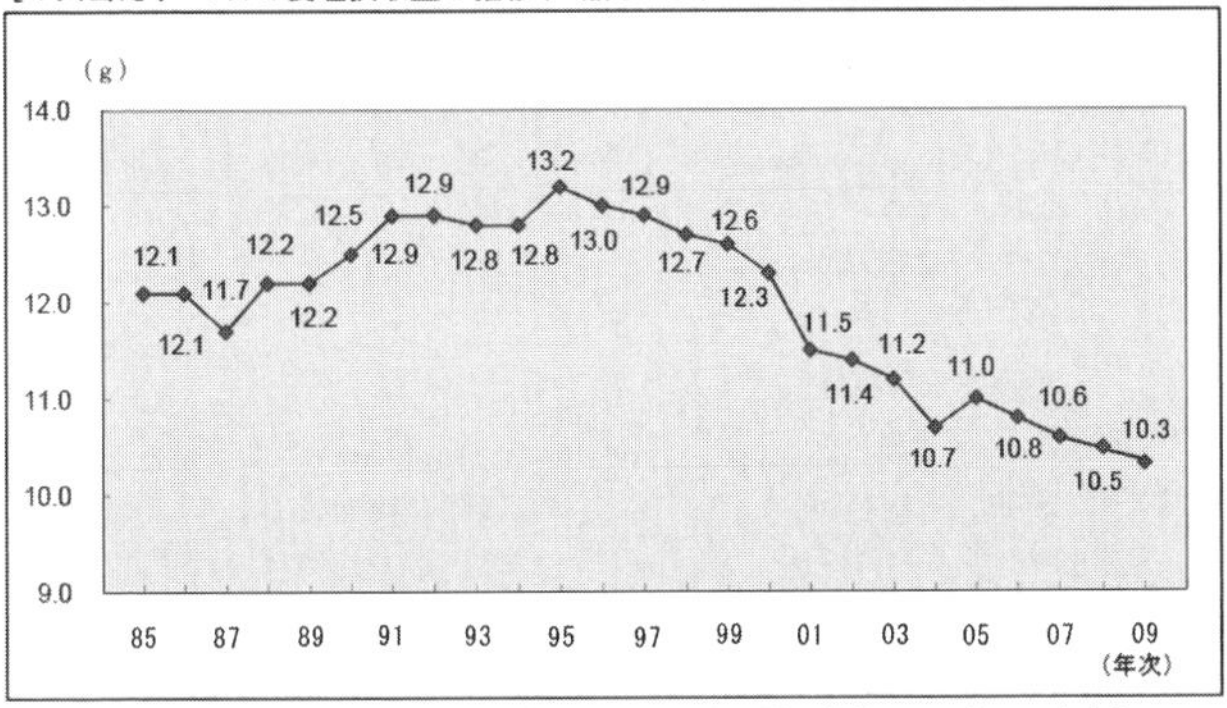

1. 上記の数値は、摂取した食物中に含まれるナトリウム量の数値に2.54倍して求めた値で、実際に調理や味つけに使用した塩量を測定したものではありません。

出典:「国民健康・栄養調査結果の概要」「日本人の食事摂取基準」厚生労働省

ラムの人では約四・八リットルもの血液が、一分間で全身の毛細血管を駆け巡っていることになります。

この血液がドロドロ状態になりスムーズに流れなくなると、心臓は必要以上に圧力を上げなければならなくなりますね。

――なるほど、砂糖や油脂を大量に摂ると間接的に血圧を上げてしまうことになるのですね。ということは、塩だけが高血圧の原因ではないということですね。

3　食塩摂取量の推移から見えるもの

食塩については、図表2-6をご覧ください。

これは、一人当たり毎日どれくらいの食塩を摂取しているか、毎年行われている国民健康・栄養調査の結果を、一九八五年から二〇〇九年まで時系列に並べたものです。

見てみると、一九九五年の一三・二グラムをピークに、徐々に減少していますよね。二〇〇五年で若干増加したものの、二〇〇九年では一〇・三グラムとなっており、これは調査を開始してから最も低い数値です。

――なるほど。確かに、日本人の食塩摂取量は大きく減少していますね。

この章の最初に、二〇〇六年に行われた国民健康・栄養調査から、約五四九〇万の人の血圧が高いと言いましたね。

――あっ！　そうでした。確か国民の三人に一人が、血圧が高かったんですよね。あれ、ちょっと待ってください。先生、食塩摂取量は減少しているのに血圧が高い人が多いことは、「高血圧症の原因は塩の摂り過ぎである」という認識と矛盾していませんか。

そうですね。不思議でしょう。

そこで、厚生労働省が三年ごとに行っている「患者調査」における「総患者数」（一九九〇年より）をみてみましょう。図表2-7をご覧ください。調査日現在において、継続的に医療を受けている「高血圧症」患者の総数の推移です。それに食塩摂取量を重ねてみました。

図表 2-7　高血圧「総患者数」と食塩摂取量の推移

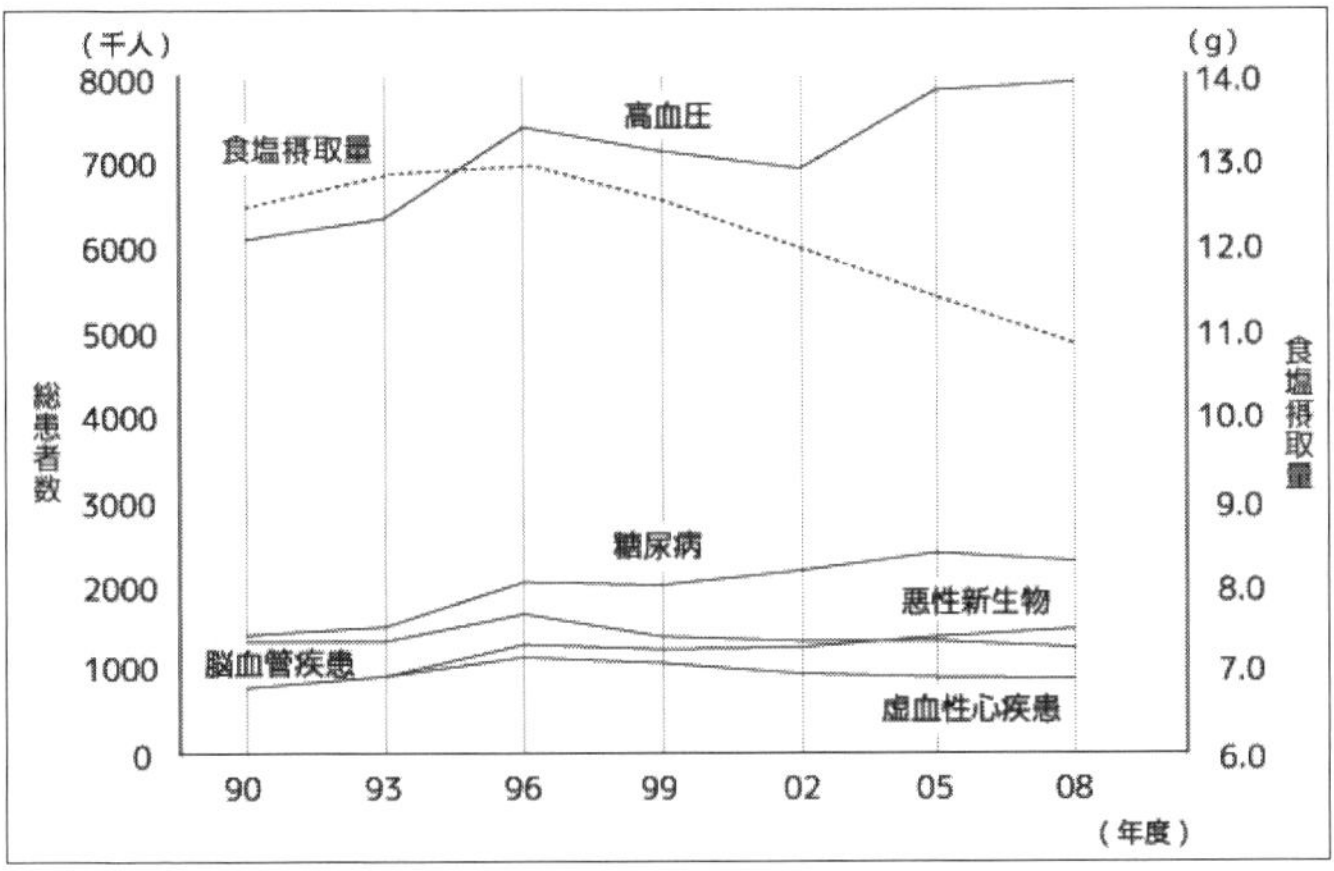

――なるほど、減塩しているのに患者数が増えていますね。それじゃ何のための減塩なのでしょうか。それと、二〇〇八年の患者数は約八〇〇万人となっていますね。先ほど、約四〇〇〇万人と聞きましたが、ずいぶん人数が少なくありませんか。

すでに治療中の高血圧症患者が八〇〇万人いて、治療をしていない隠れた患者を含めると約四〇〇〇万人になるということです。三二〇〇万人の高血圧者は早く治療を受けた方が良いという警鐘にもなるでしょうね。

この国民健康・栄養調査は毎年テーマを変えて行われており、高血圧の調査が毎回実施されているわけではありません。したがって二〇〇六年のものが最新のデータになりますが、この数値は衝撃的だと言いました。さすがに多過ぎると思うのです。この調査は全数調査ではなく、標本調査といって、サンプルのデータから日本全体を推計したものですし、

図表 2-8　高血圧「推計患者数」と食塩摂取量の推移

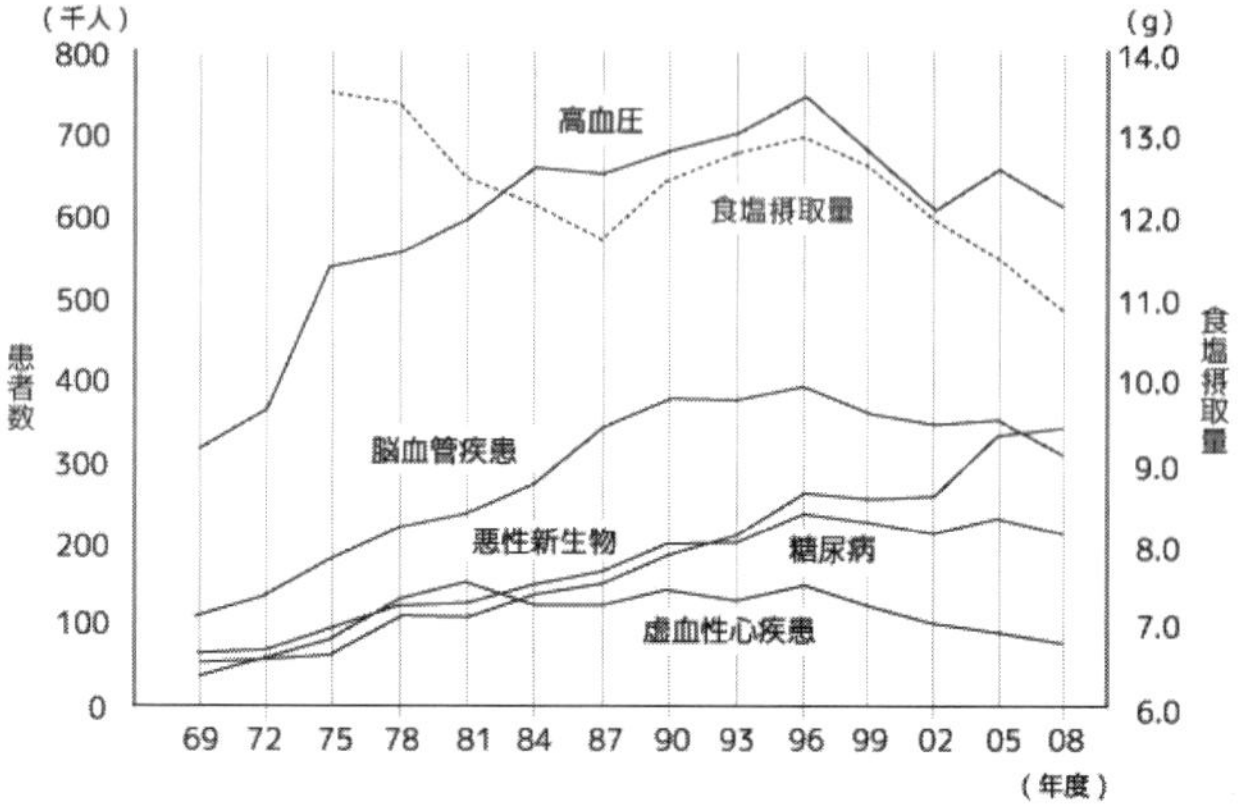

患者数の推移もわかりません。したがって、ここでは「総患者数」を用いて比較しています。

それならば、今度は同じ「患者調査」でも「推計患者数」をみてみましょうか。これは調査日一日に受療した患者の推計数を表わすものです。

この図に、同じく食塩摂取量の推移を重ねてみましょう。いかがですか。

――この図表2-8では患者数は減少していますね。なるほど、調査方法が変われば、得られる結果も大きく異なるということですね。先ほどの図に比べれば、食塩摂取量の傾きと結構似ていますね。でも、一九八一年までのものや、二〇〇五年などは傾きが逆ですよ。

それでは、次の図表2-9はいかがでしょうか。「油脂摂取量の推移」を重ねてみました。

――あっ、「食塩摂取量の推移」よりもむしろこちら

図表 2-9　高血圧「推計患者数」と油脂摂取量の推移

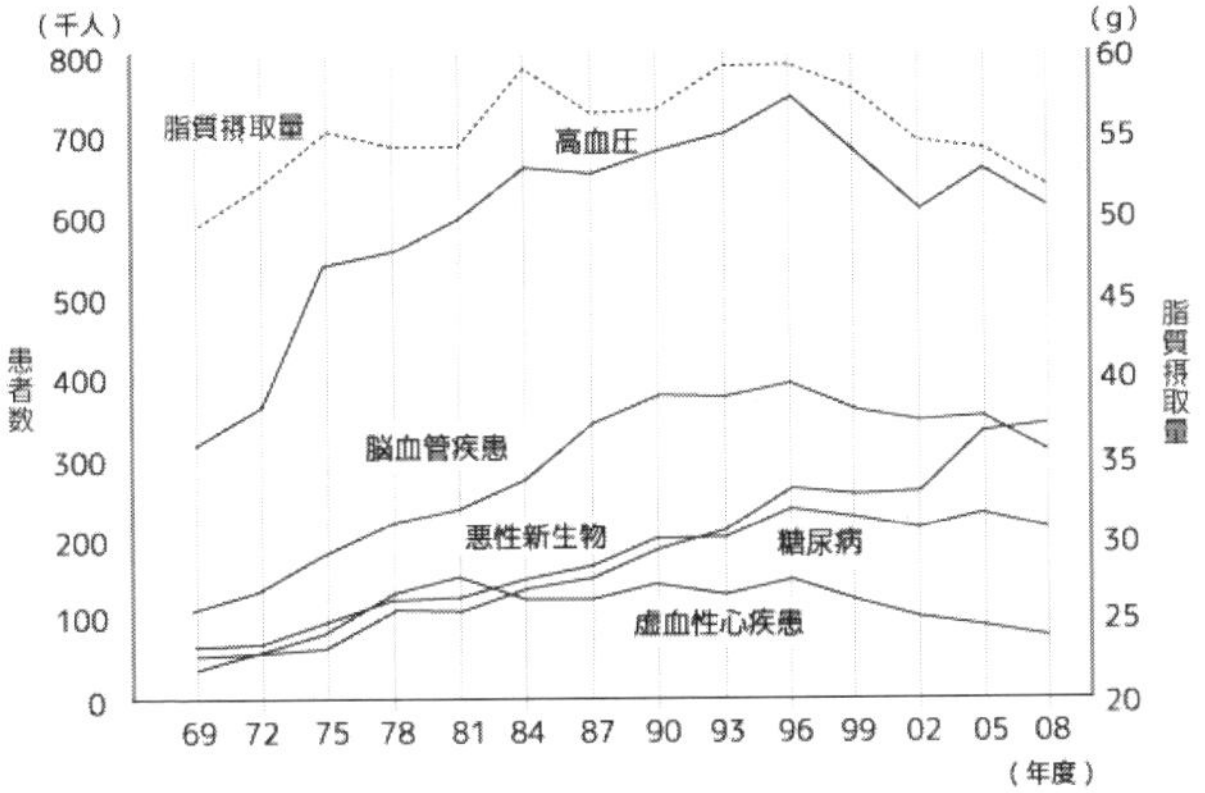

の方が似ていますね。

もちろん単純に比較はできませんが、これもデータの一つですよ。少なくとも「食塩摂取量」と「高血圧症患者」の間に相関関係は見えませんよね。

「減塩、減塩」と涙ぐましい努力をするのも自由ですが、むしろ、油脂量を減らした方が、効果があるように思えます。

この点については、日本高血圧学会も一部認めており、ガイドラインの「生活習慣の修正項目」の欄に、「コレステロールや飽和脂肪酸の摂取を控える」「魚（魚油）の積極的摂取」と書かれています。しかし、これは、「コレステロールは危険だよ。肉や乳製品を減らして、魚に切り換えなさい」と言っているだけのことです。

ここではコレステロールについて詳しく論じませんが、コレステロールは決して悪者ではありません。先ほどお話ししましたように、むしろこれを酸化させる活性酸素の方が問題なんです。そのため活性酸素を発生させる最大の要因であるストレスへの対応と、ビタミンEのようなスカベンジャー（抗酸化物質）を十二分に確保することの方がはるかに大切です。

動物性食品よりも、揚げ物、炒め物、ドレッシングやマヨネーズなどの植物油（精製油）の総摂取量を減らすことが重要です。油脂についてはは別の機会にお話させていただきましょう。

話を塩に戻しますが、確かに、塩分の摂り過ぎは一時的な血圧上昇を招きます。それは、浸透圧の働きによるものということは、すでにお話した通りです。

しかし、腎臓が正常に機能していれば全く問題はありません。すでに腎臓は、一日当たり二〇～三〇グラムの塩分を排泄できるとお話しました。塩分を多めに摂取してしまったとしても、必ずきちんと排泄することが可能です。恒久的にナトリウムが体内に留まって、血圧を上げ続けるということは、通常、ありません。

それともう一つ、「食塩感受性」という言葉を聞いたことがありませんか。

東京大学医学部教授の藤田敏郎先生の研究によると、人間には、食塩を摂ると血圧が上がり減塩すると血圧が下がる人と、食塩を摂っても血圧が上がらず減塩しても血圧が下がらない人がいるそうです。前者を「食塩感受性タイプ」、後者を「食塩非感受性タイプ」と呼んでおり、藤田先生によると、日本人の本態性高血圧症患者では、およそ四割が食塩感受性、六割が食塩非感受性だということです。

しかし、私の考えはちょっと違っていて、日本人の場合、食塩感受性タイプはもっと少ないのではと思っています。

——もともと日本人には食塩感受性タイプの人が少ないのだから、食塩を減らしても血圧に影響しないということですか。そうお考えになるのは、なぜでしょう。

日本人は、古来より塩とともに生活をしてきた民族です。
日本はアメリカやヨーロッパなどと比べて、湿度が高く、夏などは特に汗をたくさんかきますよね。それに比べて、アメリカやヨーロッパの夏はカラッとして乾燥していますから、あまり汗をかきません。汗は、自然に余分な塩分を体外へ排泄してくれます。普通、汗をかくと水分を十分に摂ることになりますが、浸透圧が低下し、逆に塩分不足になってしまうので、塩分を補充して良いのです。

さらに、野菜に多く含まれているカリウムは、余分なナトリウムを尿中へ排泄させますので、現在と違って野菜をふんだんに摂っていた日本人は、塩分を十分に摂ることが可能でした。

また、湿度の高いわが国では細菌やかびが増加しやすく、食品の保存には適していません。そのため経験的に、食品に塩を加えれば腐りにくくなることを知りました。これを専門的には水分活性を下げるといい、腐敗細菌などが増殖できにくくなるため、食品の保存が可能になるのです。

古来より伝わる日本の伝統食には、塩分が多く含まれています。四方を海に囲まれたわが国は、塩の大切さをどの民族よりも強く考えていました。ですから、この地で生活していくとなると、食塩感受性が高過ぎる人は長生きできなくなり、自然淘汰されていったのではと考えます。

――ということは、日本人は昔から塩分の多い食事に慣れているため、欧米人に比べて食塩感受性タイプの人が少ないのでは、ということですね。

高血圧研究の世界的権威である元・名古屋市立大学教授の青木久三先生も、このタイプは一〇〇人中二~三人であろうと言われています。

食塩感受性タイプの人は、腎臓からのナトリウム排泄能が低いという問題を抱えているのだろうと考えられますが、おそらく、次のような人がこのタイプに分類されるのではと思います。

一つは単純に腎臓自体の問題で、排泄能が低下している人です。ナトリウムを過剰に摂取しても、過剰分はすみやかに腎臓から尿へ捨てられる仕組みになっていますが、排泄能力の低い人では、体液の濃度が高くなってしまいます。

もう一つはストレス反応が特に強い人です。ストレスは交感神経を興奮させ、分泌機能や排泄機能を低下させてしまいますので、腎臓からナトリウムの排泄ができなくなってしまいます。

現在、高血圧や食塩感受性に関与する遺伝子は、まだ発見されていませんし、この食塩感受性タイプの選別方法も確立されていません。もしそれが判るようになれば、その人たちだけが減塩すれば良いことになるでしょうね。

――その選別方法が確立されれば、高血圧症と診断された人がやみくもに減塩、減塩と頑張る必要はなくなるのですね。

その通りです。現在の問題は、食塩感受性の有る無しに関わらず、すべての人に対してガイドライン通りの減塩指導が行われていることにあります。むしろ画一的な指導によって必要な塩分が不足し、健康を損ねてしまう人もいるのではないでしょうか。

アメリカの食事は、肉類や乳製品、パンが基本ですよね。これらの食品にはもともと塩分が含まれており、わざわざ調理に食塩を使用しなくても、これらを摂取しているだけで、十分、必要な塩分を摂ることができています。

また、アメリカの黒人の中には、食塩感受性を獲得せざるを得なかった、長い奴隷時代という歴史的背景があります。炎天下などの過酷な天候のもとで重労働を強いられた彼らは、必然的に、食塩を体内に蓄積しやすい体質へ変わらざるを得なかったのです。そのような遺伝子が現在でも残っているためか、アメリカの一部の人たちは極度に食塩を嫌います。

たとえば、二〇一〇年三月に、ニューヨーク市議会で「レストランでの食塩使用を禁止する法案」が提出され、話題になりました。ニューヨークのレストランで食塩を使って料理をすると、店主に罰金一〇〇〇ドルを科すことができるという、とんでもない法案でしたが、今回は無事見送られたようです。

法案を提出した市議は、ニューヨーカーの約一五〇万人が高血圧に悩まされているという現状に、「食塩を制限すれば、生活習慣病で死亡する人を、最大一〇万人減らすことができる」と語っています。

アメリカには、少しでもリスクがあればこれを排除するのが正しいと主張する、非常に先鋭化した思想の持ち主がいます。彼らには彼らなりの理由がありますし、アメリカのガイドラインはアメリカ人のためのものですから、それはそれで良いと思います。

それならば同様に、日本人には日本人のための、独自の考え方があって良いのではないでしょうか。

——国民性の違いがあるのに、アメリカの基準値や考え方をそのまま日本人が用いる必要があるのかということでしょうか。

むしろ、日本人にとって塩というものはとても大切な存在です。

昔から、「敵に塩を送る」という言葉もあります。たとえ敵対している人でも、相手が苦しんでいる場合は助けてあげようという意味ですよね。

これは、塩で困窮している武田信玄側に対して、上杉謙信が塩を運ぶ道を遮断すれば戦に優位に立てるのに、あえてそれをさせなかったという美談から生まれた言葉です。当時、侍たちは塩を舐めながら激しい戦を戦い抜いたといいますが、塩を少しだけ舐めると、ピリッと全身が引き締まるような感覚がありませんか。こんなふうに、日本人は昔から塩を上手に活用することで、必要なときには適度に神経を興奮させ、瞬発的な力を生み出してきました。たとえば力士は土俵に塩を撒き、塩を舐めて気合いを入れますよね。

ここで、塩が不足するとどうなるか、二つ、お話してみましょう。

歴史小説家である司馬遼太郎氏の作品の中には、「塩」に関するものが色々出てきますので、彼の塩に対する造詣の深さがよくわかります。その一つに、石屋万吉（小林佐兵衛）の生きざまを描いた『俄―浪華遊侠伝』があります。

堂島米騒動で役人に捕えられた万吉が色々な拷問にかけられます。中には、海老責めと呼ばれ、海老のように体を前に二つ折りにされて、縄で縛りつけられる強烈なものもありました。時代劇でご存知の人もいらっしゃるでしょう。そうした拷問の中でも、特に注目するのは塩抜きという方法です。これをやられた囚人は、日々体力がなくなり、体のあちこちがつらくなり、気力がどんどん萎え、最後にはどうでもよくなって白状してしまうといいます。

もう一つが『餓鬼道のニューギニア戦記』（新潟日報事業社）といって、第二次世界大戦の激戦地、パプアニューギニアから命からがら生還された唐澤勲氏の書かれた体験記です。「我々日本人の食生活の基調は塩分であり、塩分なくしては健康を保てない体につくり上げられている」と、塩の大切さが書かれています。

「空腹はしのげても、塩分が無ければ人として生存は難しい」「塩分欠乏症。誰がこんな状態を予測し得たであろうか。出る汗は少しも塩気がない。小便はショッパイとの先入観から、小便をなめてみても温水のようで少しもショッパクない。ぐっしょりぬれた軍衣も、乾いてしまえば水で洗濯したように汗臭さもない」とあります。

やっとの思いで海にたどり着くと、海に飛び込み、体が求めるまでの海水を胃袋につめ込んだといいます。心配していた下痢、腹痛などを起こすことはなく、足腰もしっかりとして急に全身が軽くなったそうです。

いかがでしょうか。塩は生命の源です。戦時中、瀕死の重病人に用いるリンゲル液が足りなくなったときに、海水を三倍に薄めて使っていたと聞きます。私たちにとって海水は塩辛くてとても飲めたものではありませんが、衰弱し切った体には最高の栄養剤であることがおわかりいただけるでしょう。

4 「塩＝高血圧」の呪縛をつくった人たち

――では、どうして高血圧の元凶は食塩であるというように、「塩＝悪者」という考えが登場したのでしょうか。今ではこれが常識となっていますが。

日本人の食塩摂取量について、一九三六（昭和一一）年までの報告例を平均すると、食物中塩分二四・九グラム、尿分析による尿中塩分二一・九グラムであったとのデータがあります。

当時、東北地方に特に脳卒中が多かったことから、一九五一（昭和二六）年以降、「脳卒中と高血圧の研究」が進められてきました。

その一環として、千葉大学生理学教授の福田篤郎先生らが中心になって行われた、秋田県農村における高血圧調査があります。

一九五一年から一九五二年にわたり、農民二九三名について二四時間蓄尿からナトリウム排泄量を求め、成人一人一日平均二六・三グラム（少ない人で一〇、多い人で五〇グラム）の食塩摂取量を推定しています。当時の全国平均は一七〜一八グラムでした。一日三〇グラム以上の多量の食塩を摂取する人が三七％もおり、同時に高血圧者が多いということも明らかにされました。

――二六・三グラムですか。今からみればずいぶん多いですね。

その後、高血圧についての疫学研究が広く行われるようになり、日本における食塩摂取量や高血圧症、脳卒中発症の実態が国際的に知られるようになりました。

その一人が、アメリカ軍の将校だったダールです。一九五四（昭和二九）年、日本に高血圧が多いことに着目して、食塩の摂取量と高血圧症の関係を調査しました。

日本の中で代表的に食塩摂取量の多い地域として、北日本（東北地方）をあげ、「食塩摂取量と高血圧症の発生頻度」との間には、正の相関があるというデータを出しました。
一日平均一四グラムの食塩を摂っている南日本（南九州地方）の人々の高血圧発症率は二〇％、一日二八グラムの食塩を摂取している東北地方の人々の高血圧発症率は約四〇％で、どちらの数値も南九州地方のちょうど二倍だったのです。

――日本の南北で、二倍以上も食塩の摂取量が違うなんて、大きな差ですね。

現在は、日本全国食べ物における地域差というものが少なくなっており、輸送技術や保存技術も以前に比べたら格段に進化していますから、全国、どこへ行っても同じようなものが食べられていますよね。

しかし、かつては東北地方といえば冬の間は雪に閉ざされ、食料の輸送もストップしてしまうことが少なくありませんでしたから、冬が来る前にストックしておく必要がありました。そこで活用したのが、塩漬けという方法です。ですから、東北地方の人が南九州地方の人に比べて食塩摂取量が多くなるというのは、どうしてもやむを得ないことだったのです。

また、南九州地方に比べて東北地方は当然、気温が低いですよね。詳しくは後ほどお話しますが、当時の塩は自然海塩ですからミネラル分が豊富です。代謝が亢進して体温を上げてくれますので、東北地方のような寒い地域には塩を多く摂って体を温めるという、昔からの知恵があったのではないでしょうか。
　さらにダールは一九六〇年に、図表2-10のような、世界の五ヵ所における塩分摂取量と高血圧症の発症率との間に完璧な相関関係を示す、明快な一本の直線を引いたデータを発表しました。これを見ると、「高血圧症の原因は食塩の摂り過ぎである」とひと目でわかりますよね。説得力があり、専門家にも強烈な印象を与えてしまったのです。

図表2-10　ダールの図

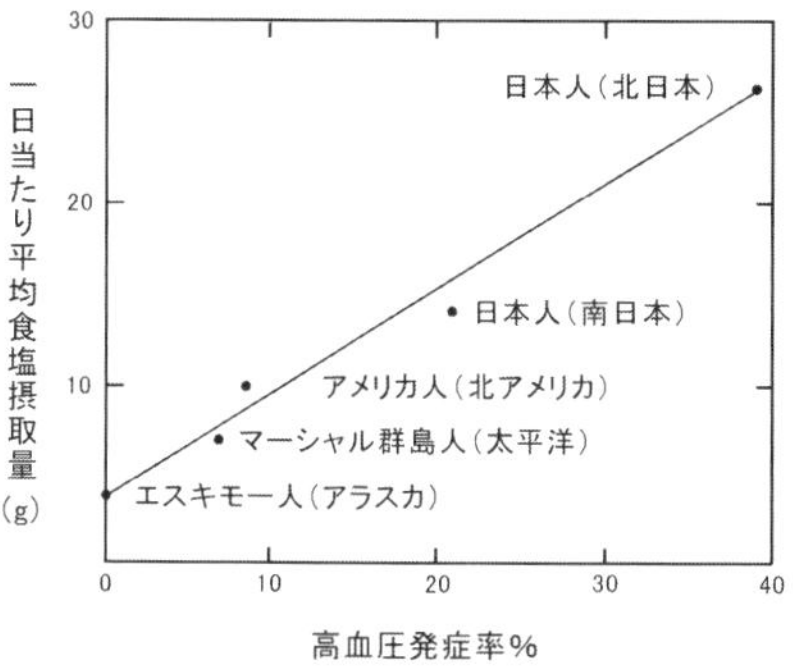

——本当ですね。この図を見ると、高血圧の原因が食塩であると、疑いなく信じてしまいますね。
　それから、これより少し前の一九五三年、アメリカの医学者であるメーネリー博士が、ネズミを使った興味深い実験を行っています。
　メーネリーは、一〇匹のネズミに通常の二〇倍の食塩（一日二〇〜三〇グラム）が入ったエサと、一％の食塩を加えた飲み水を六ヵ月間与え続けたところ、四匹のネズミが高血圧症になったと発表しました。
　このメーネリーの実験により、高血圧症と食塩摂取量の関係は一気にクローズアップされることになりました。

決定打はアーサー・ガイトン博士の登場です。

一九五六年に出版されたガイトン博士の『Textbook of Medical Physiology』は、国際的な医学生理学教科書のベストセラーとなっています。

生理学の英雄といわれるガイトンが、「日本の東北地方の人々について測定された血圧値は、国際的にみて極めて高い値を示しており、同時に食塩を多量摂取している実状から、慢性的な食塩多量摂取の影響と、高血圧との関連を示す点において反論できない研究報告である」と述べたことが「食塩原因説」を広めたといえるでしょう。

これにより、当事者であるわが国は、国を挙げて減塩活動に取り組むようになったというわけです。


――すると、メーネリーのネズミを使った実験や、ダールが東北地方と南九州地方で行った調査が「塩＝悪者」というベースになっているということですね。

しかし、これらの実験結果には、いくつか疑問点があります。

まず、メーネリーの行った実験ですが、ネズミに通常の二〇倍である二〇〜三〇グラムの食塩を与えるとは、なんとも無謀な量だと思いませんか。毎日食塩を一〇グラム摂取している人でも、その二〇倍といえば二〇〇グラムです。こんなに多量なものを六ヵ月どころか一日でも摂取できるはずがありません。

しかし、問題は高血圧症になった四匹ではなくて、むしろ残りの六匹の方です。そんなに大量の食塩を六ヵ月も与え続けたにも関わらず、六匹のネズミは高血圧になっていないのです。これはむしろ、「食塩の摂り過ぎが高血圧を招く」というよりは「食塩を摂り過ぎたとしても、高血圧になるとは限らない」と結論づける方が正しいと思いませんか。

――確かにそうですね。それだけ大量の食塩を摂っても、一〇匹中六匹は無事だったのですから、食塩と高血圧の因果関係は薄そうですよね。

先ほどお話しました青木久三先生は、実際に遺伝性高血圧ネズミを使ってメーネリーと同様の実験を行われました。その結果、血圧と食塩は直接関係ないと発表されています。

それから、ダールの調査ですが、実は、同じ量の食塩を摂取していても、高血圧の人が多い地域と少ない地域があったことを発表していません。疫学調査においては、都合の悪いデータは無視される場合もあります。

――えっ、それはどういうことでしょうか。

すでにお話しましたように、統計的なデータというのは、見方によって引き出される結論が違ってくるものです。疫学は最初に仮説を立てて、それを証明しようとするものですから、都合の良いデータだけを採用し、都合の悪いものを無視することは珍しくありません。

実際、このときの調査では「食塩原因説」と矛盾する事実も出ていたと聞きます。個別に調べてみると、食塩摂取量が多いのに血圧が低い人もいれば、食塩の摂取量が少ないのに血圧が高い人もいたといいます。

たとえばリンゴの生産地では、同じ量の食塩を摂取していても、高血圧症の人が少なかったことを発表していません。

――なるほど、リンゴを食べると血圧が上がりにくいと聞いたことがありますね。

血圧を正常に保つためにはミネラルバランスが大切で、特にカリウムには降圧作用があることが知られています。カリウムは食塩による血圧の上昇を抑えることが証明されており、このカリウムを豊富に含むリンゴを、日常的によく食べる地域では高血圧症が少ないという調査結果もあります。

ということは、高血圧の原因の一つは、食塩の過剰摂取というよりも、むしろカリウムの不足といえるのではないでしょうか。

その他、リンゴの食物繊維であるペクチンやリンゴポリフェノールは高血圧予防効果を持っています。この高血圧予防のための食べ物については、第4章で詳しくお話することにしましょう。

さらに、ダールの書いた、先ほどの有名な図表2-10は、今では完全に否定されています。

たとえば、エスキモー集団のサンプル数はわずか二〇名でしたし、各集団内の年齢、性別分布も同じ条件ではなく、塩分摂取量の評価法や、血圧測定の方法も定かではありません。

――あんなに強烈なインパクトのある図でも、実際はそれほど信頼性の高いものではなかったということですね。

図表2-11　インターソルト研究結果

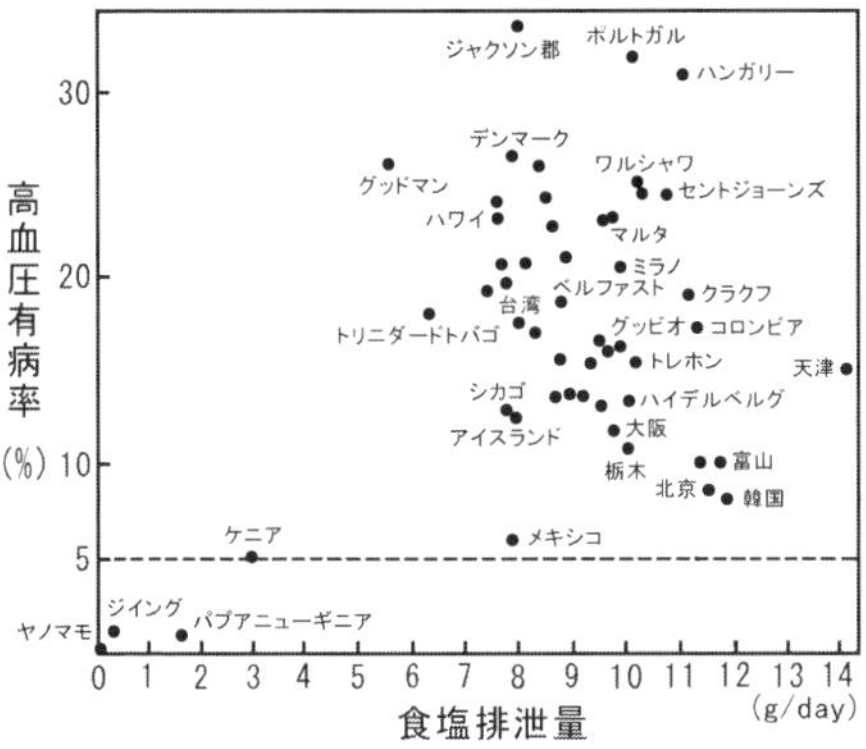

　それから、「インターソルト研究」といい、ノースウエスタン大学のスタムラー博士を中心に、一九八八年、「食塩摂取量と血圧の関係」を明らかにした国際的な調査も行われました。これは世界三二ヵ国に五二センターを設け、一センターで二〇〜五九歳の男女各一〇〇人ずつ、計一万人以上を対象に、調査方法を統一した大規模な疫学調査を実施したものです。

　この調査は、ダールの研究のように「食塩摂取量と血圧の関係」を明らかにしようとして行われたものですが、図表2-11のように、研究者らの予想に反して「食塩摂取量と高血圧発症率との関係はないか、あっても弱い」ことがわかりました。

先ほどの話と重複しますが、ダールもガイトンも、東北地方の生活環境と食文化を本当に理解していたのか疑問です。その根拠を三点、あげてみましょう。

まず、米どころといわれる東北地方は豪雪地帯であり、豊富な雪解け水と朝晩の厳しい冷え込みによって、最高の米作りが行われています。日本の米は種籾を畑に蒔く陸稲ではなく、田植えなどの手間が非常にかかる水稲なので、田んぼでは一日中頭を下げた姿勢が必要です。当時はすべて手作業で、特に高齢者にとっては血圧を上げる要因となったはずです。

二つ目に、たんぱく質やビタミンの不足によって血管がもろくなっていたことが考えられます。深い雪に囲まれる冬の間は肉や魚など、良質のたんぱく質源が不足し、漬物などの塩蔵品が多く用いられたために、食塩摂取量が多くなったのは仕方のないことです。

三つ目。何よりも寒さが血圧を上げる要因になっています。人間は寒い環境に置かれると血圧を上げて血液循環を良くし、体温を上げて寒さに打ち勝とうとするのです。

――なるほど。食塩の摂り過ぎが必ずしも高血圧を招くものではないということがよくわかりました。では、一日当たりどのくらいまで摂取しても大丈夫でしょうか。

先ほどの「インターソルト研究」からわかったことは、どこの国でも大体一日九～一二グラムの範囲で食塩を摂っているということです。これは生理学的に極めて重要で、人間にとってこのくらいの摂取量が適切ではないでしょうか。私たち日本人の食塩摂取量は、二〇〇九（平成二二）年、国民健康・栄養調査の結果では平均一〇・三グラムで、男性一一・一グラム、女性九・六グラムとなっています。この数値をまだ高いととるか、適量と考えるかは見解の相違ですね。

一日一グラムの減塩で、上の血圧が一〜一・二㎜Hg低下するといわれています。そこで、日本人の塩分摂取量が約一一グラムですから、ガイドライン通り一日六グラムまで減塩すると、五〜六㎜Hgの改善が期待できるそうです。

そう考えると、これくらい数値が低下したからといって、それを減塩の効果といえるのでしょうか。たとえ食べ物の味がしなくなる程、毎日減塩を続けても、実はそんなに数値の違いはないと思いませんか。

食塩はたくさん食べようと思っても、体が要求している以上に食べられるものではありません。大量に摂ればば喉が渇き、ちゃんと体が教えてくれますよ。適度な食塩を使って、食べ物をおいしく頂いた方が、豊かな人生を楽しめるのではないでしょうか。

質問の答として、現在の日本人の摂取量くらいが現実的と思います。美味しく、料理を楽しめる量といっておきましょう。

——減塩食って、確かに美味しくありませんね。どうしてなんでしょう。

私たちの体内の塩分濃度は、ほぼ〇・九％に保たれていますので、その前後の塩分濃度を美味しいと感じるようになっています。汁物で約一％、煮物で約二％が一般的な塩分濃度ですから、塩加減の良いお吸い物などは、ほんとうに美味しく感じられるはずですね。

また、食材の味は、含まれているアミノ酸の組合せで決まります。それに、先ほどお話ししたグルタミン酸、イノシン酸やグアニル酸などのうま味物質と、食塩が加わることで美味しさを感じることができます。この塩がないとアミノ酸の味を引き出せないので、非常に弱い味になってしまいます。

食品添加物の専門家である安部司氏は『食品の裏側』（東洋経済新報社）の中で、加工食品の製造には「黄金トリオ」があると記しています。「塩」と「化学調味料」と「たんぱく加水分解物」、この三つがうま味のベースで、あとは風味付けのエキスや香料を加えるだけ。変幻自在にどのような味もつくり出せるそうです。このように、美味しさには塩は欠かすことができないものなのです。

たとえば、病院で腎臓病や心臓病、妊娠高血圧症候群の人のための減塩食が作られていますが、美味しく食べてもらうのは本当に大変なことなんですよ。

5　塩は命の源です

――とくに和食には塩は欠かせないと思いますが、塩は調理の味付けをするだけでなく、生きるために必要なものですよね。食塩も色々あるようですが、その塩の違いについてお聞かせください。

塩は単なる調味料ではありませんよね。私たちは塩なしでは生きることができません。塩は毎日摂らなければならない大切なものだからこそ、真剣に考えてみる必要があります。

まず、食塩は必ず「自然海塩」を使うようにしましょう。今はスーパーでも昔ながらの製法で作られた自然海塩が売られていますから、そちらを選ぶことです。

自然海塩は、海水から作られます。人間も海から生まれた生き物ですから、体液の組成は海水に似ており、海から作られる自然海塩には人体に必要なミネラル類がバランス良く含まれています。たとえば、その中の一つであるマグネシウムは血圧を一定に保つ働きがあります。

ただし、「そうか、じゃあ、マグネシウムの量が多い自然海塩を選ぼう」とすると、マグネシウムは苦味が強いので、せっかく購入しても、口に合わないということもあるかもしれません。あれこれ試して、好みのものをみつけると良いですよ。

一方注意しなくてはならないのは、イオン交換膜法といって、海水を電気分解して製造する「化学精製塩」です。

これは、海水から塩化ナトリウム以外のミネラル分をほとんど取り除いた化学的な精製塩です。この除去された部分にこそ、苦汁（にがり）といって生き物に必要な多くのミネラル分が含まれており、それを除いてしまっては、塩化ナトリウム（NaCL）九九％以上という純粋な化学物質に過ぎません。

塩が日本政府によって専売制になったのは一九〇五（明治三八）年です。当時の塩の塩化ナトリウムは七四％と純度が低く、残り二六％は苦汁で、他のミネラル成分を十分に含んでいました。これはざらついた湿り気のある塩です。

それが一九七一（昭和四六）年、「塩業近代化臨時措置法」という法律によって、塩田による昔ながらの塩づくりは禁止になったのです。そのため、イオン交換膜法を用いた化学精製塩以外の塩を作ることができなくなり、全国の塩田はすべてとり壊されてしまいました。

一九九七（平成九）年四月に、塩の専売制が廃止されましたが、一九七一年から二六年間使ってきた塩はすべて「化学精製塩」ですから、私たちには、塩は真っ白でサラサラしたもの、という認識しかありませんよね。

化学精製塩は本来、工業用に使うものですから、塩化ナトリウムの純度の高いものほど品質が良いことになります。実際に製造量の八五％は工業用として使われており、一一％が食品加工用、残り四％が家庭用に用いられているにすぎません。

なにより安価であり、味も統一されていますので、食品メーカーにとっては最高に使い勝手が良く、これからも決して手放すことはないでしょうね。したがって現在も加工食品のほとんどは、化学精製塩が大量に使われていると思って良いでしょう。

――加工食品や化学調味料をセーブし、「化学精製塩」を「自然海塩」に替えることが、高血圧の予防になるということですね。

専門家の中には、「自然海塩」と「化学精製塩」でそんなに違いがないと言う人がいます。「自然海塩といってもほとんど塩化ナトリウムだ。わずか数％の差なんて問題にならない」と断言しています。

しかし、一般に「食塩」と呼ばれている化学精製塩は、九九％以上が純粋な塩化ナトリウムで、他のミネラルを一％未満しか持っていないということが問題なのです。これを大量に摂れば、薬品と同じようなものですから、一時的に血圧は上がるでしょう。専門家の言う「血圧を上げる塩」とは、まさにこの化学精製塩なのですから。

人体に必要な五〇種の必須栄養素を他の食品やサプリメントで補おうとすると、必ず食べ過ぎや、そのミネラルの過剰症を招いてしまいます。その点、良質の自然海塩には、カリウム、カルシウム、マグネシウム、ヨウ素、鉄といった体に必要なミネラルが、約一三・五％バランス良く含まれています。そんな良いものを摂らないなんて、もったいない話ですよね。同時に血圧の上昇を抑えてくれるなら、なおさらですよ。

図表 2-12　生活習慣の修正項目

1. 減塩	6g/日未満
2. 食塩以外の栄養素	野菜・果物の積極的摂取* コレステロールや飽和脂肪酸の摂取を控える 魚（魚油）の積極的摂取
3. 減量	BMI（体重(kg)÷[身長(m)×身長(m)]）が25未満
4. 運動	心血管病のない高血圧患者が対象で、中等度の強度の有酸素運動を中心に定期的に（毎日30分以上を目標に）行う
5. 節酒	エタノールで男性は20-30ml/日以下、女性は10-20ml/日以下
6. 禁煙	

生活習慣の複合的な修正はより効果的である

*重篤な腎障害を伴う患者では高カリウム血症をきたすリスクがあるので、野菜・果物の積極的摂取は推奨しない。糖分の多い果物の過剰な摂取は、特に肥満者や糖尿病などのカロリー制限が必要な患者では勧められない。

図表 2-13　初診時の高血圧管理計画

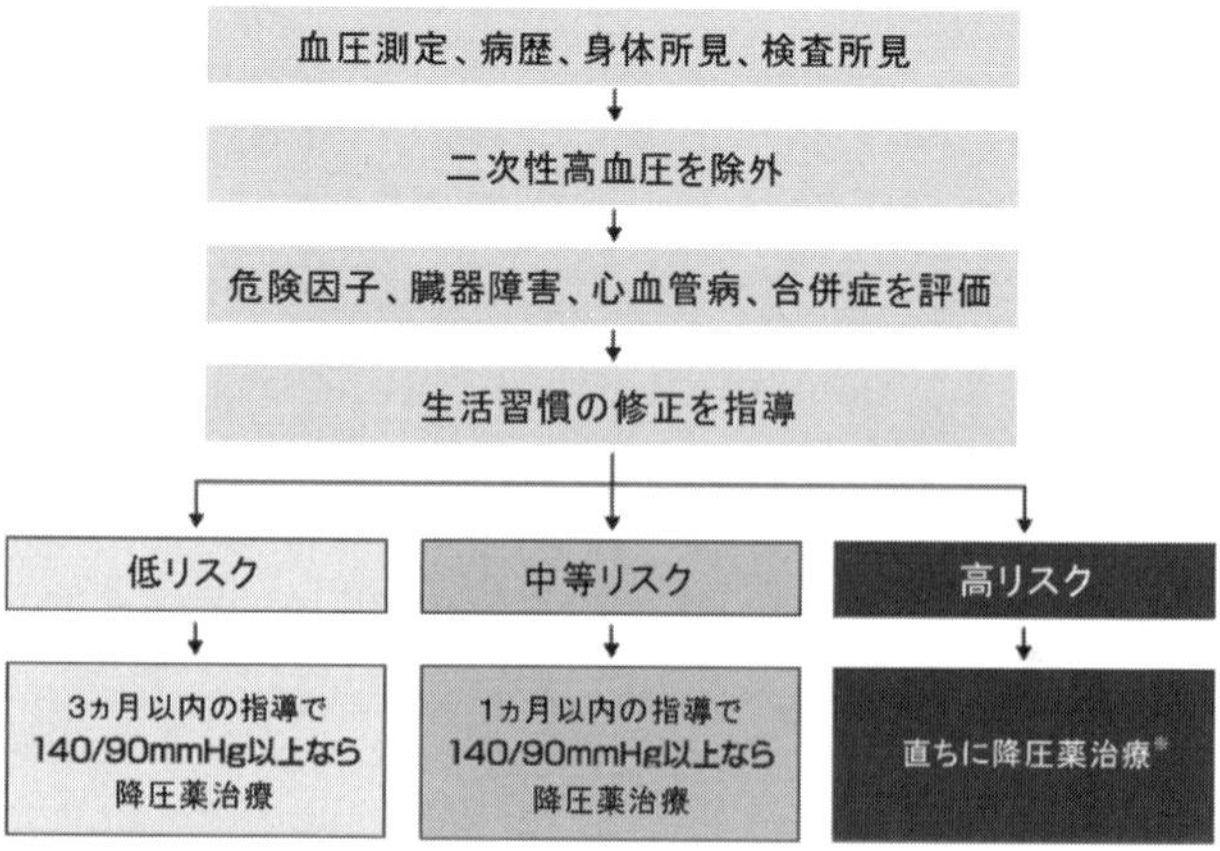

※正常高値血圧の高リスク群では「生活習慣の修正」から開始し、
目標血圧に達しない場合に降圧薬治療を考慮する。

図表 2-14　高齢者の薬物療法

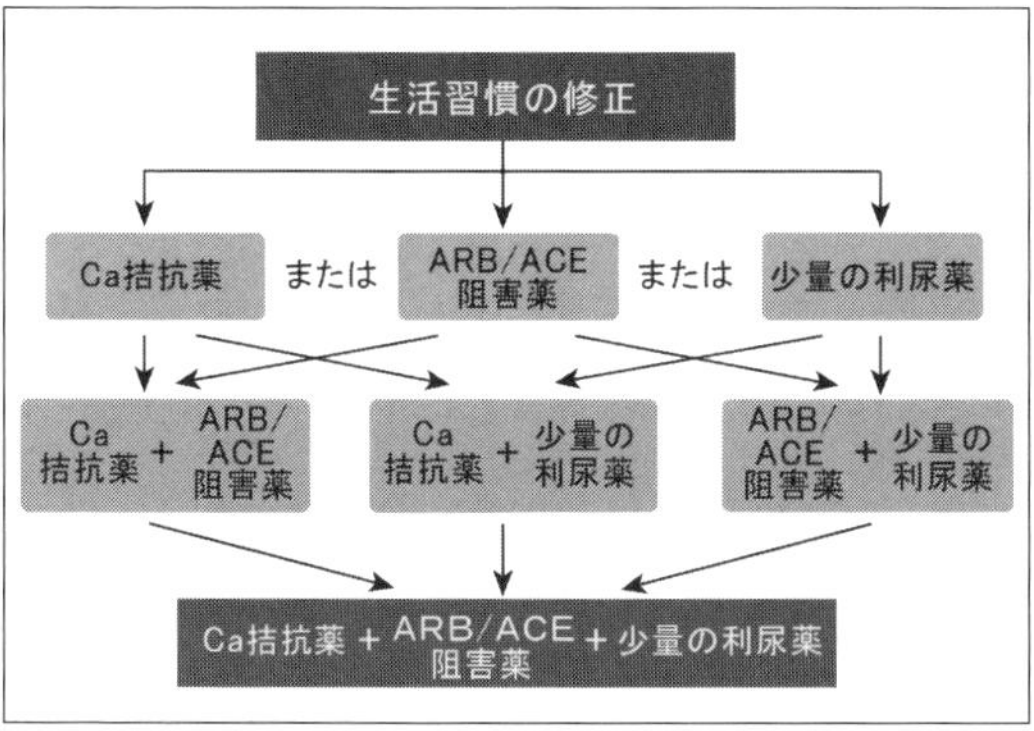

6　複数の薬剤を組み合わせる降圧治療

――先生、病院で高血圧症と診断されたら、どのような治療が始まるのか教えてください。

「高血圧治療ガイドライン二〇〇九」では、まず図表2-12のように減塩をはじめとした「生活習慣の修正」を指導せよとなっています。ただしこれは、管理栄養士や保健師のいる病院でのお話です。専門外の病院や医院で、これを医師や看護師が時間をかけて丁寧に説明してくれるとは思えません。これらを書いた用紙は渡してくれると思いますが、「よく読んでおいて下さい」と言うのが現状ではないでしょうか。多忙な医師が、結果が簡単には出ない生活指導を丁寧に行っている時間はないはずです。

また、「三ヵ月実践してから、いらっしゃい」というような悠長なことでは、患者さんは他の病院へ移って

図表 2-15　筋収縮

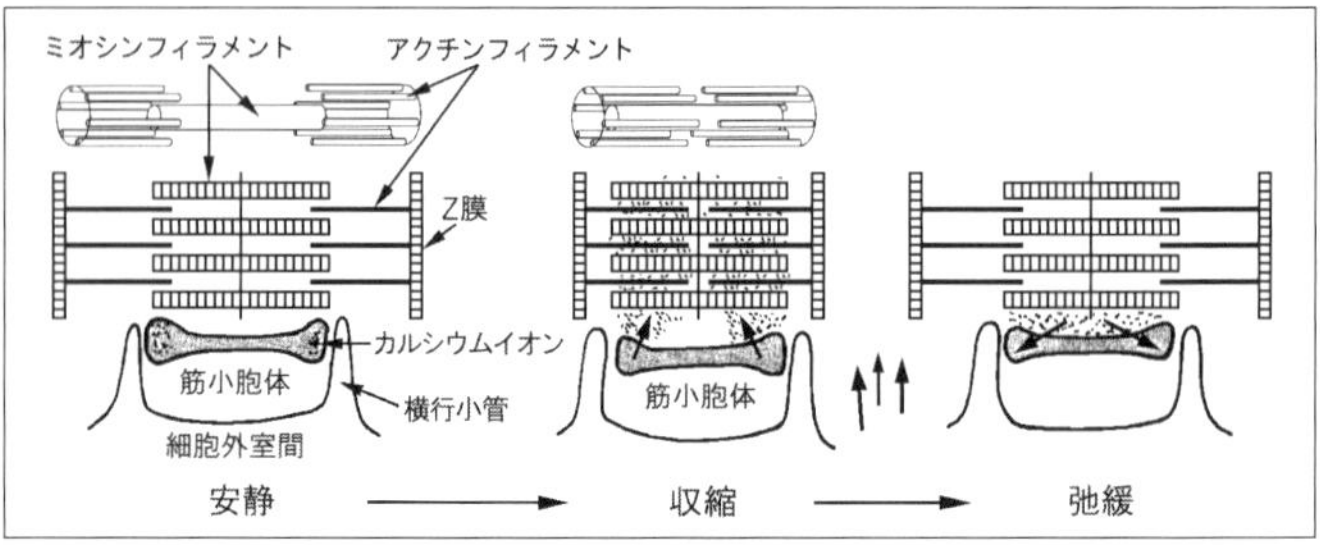

しまいます。そこで、日本全国、ほとんどの病院で、「おクスリ、出しておきましょう」となるのです。

建て前上は、まず減塩などの生活習慣の修正をしっかりと行い、それでも目標値まで下がらなかった場合、図表2-14のように、高齢者高血圧の場合は、最初に用いる降圧薬は「カルシウム拮抗薬」または「ACE阻害薬やARB」または少量の「利尿薬」とされています。

専門用語が多く難解に思えるかも知れませんが、薬が働く仕組みを知ることは大切ですからご説明しましょう。予防や治療のためのヒントを与えてくれますよ。

まずは、「カルシウム拮抗薬」から。

カルシウムは人体内では骨の主成分となり、骨格を形成して体を支えています。体内のカルシウムの実に九九%が、骨や歯の硬組織にあります。

残りの一%は血液や筋肉などに存在しており、出血時の止血や、筋肉の収縮など多くの重要な働きをしています。

図表2-15をご覧ください。カルシウムの重要な働きの一つで

ある筋肉の収縮の図です。筋肉の筋小胞体からカルシウムイオンが、太いミオシンフィラメントに向かって放出されると、その隙間に細いアクチンフィラメントを引き込むために、フィラメントの幅が短くなり収縮が起こります。

次に、ミオシンフィラメントの中のマグネシウムが、入ってきたカルシウムイオンを追い出すと、アクチンフィラメントは元の位置に戻るため、筋肉の長さは元に戻ります。

このようにカルシウムは、筋肉を収縮させるのに不可欠のミネラルです。

あわせて、52ページの図表2‐４でご説明しましたように、血管は外膜、中膜、内膜の三層構造になっていることを思い出してください。その中膜は平滑筋で、これが強く収縮することによって血圧は高くなります。

それならば、「カルシウムが細胞内に流入しなければ血管は収縮しない」という発想から開発されたのが、「カルシウム拮抗薬」です。カルシウムが細胞に入るチャンネル（通路）を塞いで、この平滑筋の働きを止めれば、血管は収縮せず、血圧も上がらないという仕組みになっています。

作用も強力で、代謝面での悪影響がないということから人気が高く、高血圧症をはじめ、狭心症や不整脈の治療薬としても用いられますが、副作用として、血管拡張作用により、頭痛や顔のほてり、動悸、めまいなどを訴えることが多いようです。

――つまり、カルシウムが筋肉細胞の中へ入り込むのを阻害してしまうため、血管が収縮できずに緩みっぱなしになって、血圧が下がるということなのですね。しかし、先生、筋肉って血管だけではありませんよね。この薬は血管だけに作用するのですか。

もちろん、「カルシウム拮抗薬」といっても多種類あり、それぞれが特定の細胞だけに作用するように薬は開発されています。

筋肉細胞は心筋、骨格筋、平滑筋の三つに大きく分類できます。まず、心筋ですが、これは文字通り心臓の筋肉です。それから骨格筋、これは意思で自由に動かせる筋肉。三つ目が血管や内臓など、意思では動かせない平滑筋です。

このうち、「カルシウム拮抗薬」は、カルシウムを動脈の筋肉細胞内に入れなくすることで血管の収縮を妨げ、血液を流れやすくしようとするものです。この薬は心筋の収縮にはほとんど影響を与えず、また、骨格筋の収縮を妨げることはないといわれています。

しかし、催奇形性の可能性が報告されており、妊婦・妊娠の可能性のある患者には禁忌となっていますので、薬には副作用はつきものだと考えなければなりません。また、薬が効き過ぎて血圧が低下し、めまいを起こすことがありますので、注意が必要です。

私たちの体は、必要があって血圧を高くしています。薬によって強引に血管の動きを止めることも、場合によっては必要かもしれませんが、血圧が基準値より高いというだけで、これを毎日飲み続けることが、本当に必要なのでしょうか。

図表 2-16　血圧上昇機構

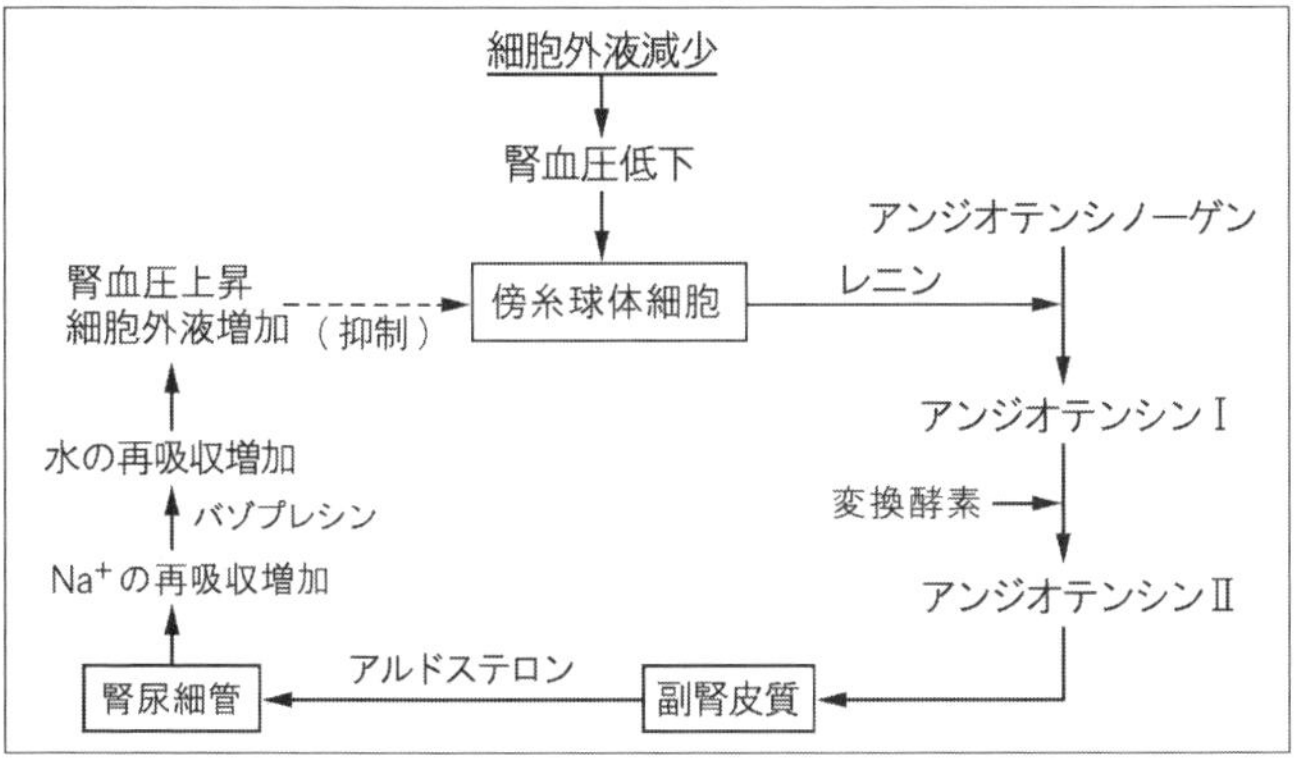

いざというときには、血管筋肉が作動しないということも起こりうるということです。

——確かに薬には副作用があることを忘れてはいけませんね。それから気になっているのが、次のＡＣＥ阻害薬とかＡＲＢ、これはいったい何でしょう。

最近よく使われている薬です。

まずは、ホルモンを使った血圧調節作用についてお話しましょう。内容が複雑なので、図表２-16を見ながら話を進めていきます。

まず、血圧を上げるのは人間のホメオスタシスが働くためです。その中心的役割を果たすものが腎臓です。腎臓は、体内でつくられた血液中のゴミ（尿素、尿酸、クレアチニンなど）を取り除き、血液をきれいにする働きをしています。

汚れた血液は腎臓に流れ込み、そこで濾過されることになるのですが、そのとき、腎臓に入って来る血液量が平常より少なくなると、腎臓は「血圧が低下している！」と判断し、レニンというホルモン様物質を分泌します。

レニンは、血液中を流れているアンジオテンシノーゲンに作用して、アンジオテンシンⅠに変換させます。さらに、アンジオテンシンⅠはアンジオテンシン変換酵素ＡＣＥ(angiotensin-converting enzyme)によってアンジオテンシンⅡに変換されると、血管細胞の受容体（リセプター）に結合し、血管を収縮させることで血圧を上げさせます。これが第一弾です。

ちなみに、この「アンジオ」とは血管、「テンシン」とは緊張するという意味です。

ここまでご理解いただければ十分ですが、念のためにその後の仕組みも述べておきましょう。アンジオテンシンⅡは、同時に副腎皮質に作用してアルドステロンの分泌を促します。このアルドステロンは腎臓の遠位尿細管に働きかけ、一度濾過されたナトリウムの再吸収を促進するため、血中ナトリウム濃度を高くして浸透圧を上昇させます。これを正常に戻すために下垂体後葉からバゾプレシンが分泌され、同じく遠位尿細管から水分の再吸収を促進させますので、血液量が増えていき、結果的に血圧が上昇することになります。これが第二弾です。

そこで、この血圧を上げる第一弾のシステムを、次の二つの方法でブロックします。

1．アンジオテンシンⅠがアンジオテンシンⅡに変換しないように、変換酵素ＡＣＥの働き

　　を阻害する
　２．アンジオテンシンⅡが、血管壁の受容体に結合しないように、ブロックする
　これらのうち、１の薬を「ＡＣＥ阻害薬（angiotensin converting enzyme inhibitor）」、２の薬を「ＡＲＢ（アンジオテンシンⅡ受容体拮抗薬＝angiotensin II receptor blocker）」と呼んでおり、どちらも現在、降圧作用の高い薬として広く用いられています。

――これも人体の自然な作用を、薬の力でブロックしてしまおうということなんですね。

　ＡＣＥ阻害薬の作用は穏和で、副作用には重篤なものはないといわれています。薬価も高いので、使用量は激増していますが、人により空咳が出るのが難点です。
　また、ＡＲＢについては、二〇一〇年六月、世界的な権威をもつイギリスの医学誌『The Lancet Oncology』オンライン版に、長く使用すると、肺がんの発症リスクが二五％上昇するという報告もなされています。

――先生、突拍子もない質問ですが、高血圧症のままで居続けることと、副作用があったとしても薬を飲み続けて血圧を下げることでは、どちらが賢い選択でしょうか。

　もちろんこの二者択一はありえませんが、長年使われてきた「利尿薬」を例にお答えしま

しょう。

まず、血圧が高くなる原因の一つとして、血管内を流れる血液量が多過ぎるためということは、第1章でお話した通りです。ということは、体内の余分な水分を体外に出せば血液量が減り、血圧を手軽に下げることができるということが考えられます。そこで、利尿薬の出番です。

しかし、これには副作用があります。利尿薬を使って血液中の水分を減らしたとしても、血液に含まれる栄養素などが同時に減るわけではありませんよね。たとえば、味噌汁を沸騰させ続けて水分を飛ばしてしまったときのことを想像してみてください。水分だけを蒸発させてしまって、味噌汁はどんどん濃くなってしまいます。そんな煮詰めてしまった味噌汁は濃過ぎて、とても飲めたものではありませんね。

つまり、利尿薬を使うということは、血液の濃度を高めることになり、結果的に「ドロドロ血液」の状態にしてしまうのですね。ということは、血管が詰まりやすく、脳卒中の中でも脳梗塞が起こりやすくなるということです。

脳卒中とは、脳の血管が破れたり詰まったりして、その先の細胞に栄養素や酸素が届かなくなり、脳細胞が死んでしまう病気です。医師が高血圧症を恐れるのは、血管が破れるタイプの脳卒中を引き起こす要因となるためで、これを脳出血といい、一九八五（昭和六〇）年までは日本人の死亡原因の第一位を占めていました。

しかし、現在では血圧を下げようと利尿薬を飲むことによって、脳の血管が破れる脳出血よりも、脳の血管が詰まる脳梗塞の方を先に招いてしまうのです。同じ理由で心筋梗塞も引き起こすことになります。たとえ、利尿薬の降圧効果が高くても、決して長期間使うものではありません。

――脳出血を心配して、血圧を下げるために服用した薬で脳梗塞ですか……。

その他にも、利尿薬は脱水症状を招きやすくなりますので、ひどい場合は認知症、緑内障、腎不全なども引き起こしかねません。

どんな薬にも、必ず副作用がありますから、むやみに薬に頼るのは考えものです。もし、この利尿薬の降圧効果が高いとすれば、その効果だけを利用すれば良いわけですよね。たとえば副作用がなくて、利尿効果をもつ食品を摂取すればいかがでしょう。この機能を有する食べ物については、第4章で詳しくお話ししましょう。

現在、わが国では高血圧症の治療に対して、①カルシウム拮抗薬、②ACE阻害薬、③ARB、④少量の利尿薬などを使う治療法が用意されています。最初はこれらのいずれかを単体で処方しますが、これで望ましい降圧効果がみられない場合は、カルシウム拮抗薬とARBかACE阻害薬、あるいは、カルシウム拮抗薬と少量の利尿薬というように、二つを組み合わせて処方します。

最終的に、それでもだめなら三剤併用、というように、薬の量や種類が増えていきます。

これらは原因に対応する療法ではなく、あくまで症状を抑える治療法なので、薬を飲み続けなければなりません。そのため交感神経が刺激され始め、脈が速くなったり、眠れなくなったりし、さらに抗不安薬や睡眠薬が処方されることになります。

――しかし、そんなふうに薬で血圧の数値を低く下げたところで、果たして本当に意味があるのでしょうか。

もちろん、医師に「高血圧症ですね。でも薬を飲んでおけば大丈夫ですよ」と言われたら、素直にうなずきたくなる気持ちもわかります。また、脳卒中や心筋梗塞などで倒れないよう、数値を下げないと、と思う気持ちも理解できます。

しかし、薬で高血圧症は治りませんし、一生飲み続けないといけないものは、決して薬とはいえないのではないでしょうか。

血圧が高い人は、必ず、血圧が高くなるような生活をしているんです。第1章でもお話ししたが、必要があるから、原因があるから、血圧は上がっていくのです。その原因を知ろうとせずに、薬で無理やり血圧を下げようとすること自体に疑問を持たないといけません。医師はあなたの名前と、血圧が高いということを知っているだけで、あなたの日常生活や、ものの考え方など、何ひとつ知っているわけではないのです。あなた自身が、その原因に気づいてそれを正せば、薬に頼ることなく、自然に血圧を正常値に戻すことができるんです。

――高血圧症って、薬を飲んで治るものじゃないのですね。私の知り合いに、「薬を飲んで血圧が正常だから、高血圧症じゃない」と言う人がいるのですが。

まさか。まるで笑い話だと言いたいのですが、残念ながら医師も五十歩百歩ですよ。「薬を飲んでおけば大丈夫」と、本気で考えている先生がいらっしゃることは事実ですから。

高血圧症をはじめとした「生活習慣病」は薬で治すことはできませんよ。あくまで一時的に症状を抑えたり、検査値を基準値に近づけたりするためのものです。

先ほども言いましたが、薬が働く仕組みを利用して、それを食べ物に置き換えれば良いのです。「薬」とは、元々、「草で楽になる」という漢字を使っています。切れ味が良いが、多くの副作用が出てしまうのが現代医薬。目に見える効果はすぐには表われませんが、時間とともに確実に効いてくるのが食べ物の特徴です。

7　「血圧」にとらわれない生活を

――よくわかりました。では、「血圧が高くなるような生活要因」についてお伺いします。時々、運動不足は高血圧になりやすいと聞きますが。

もちろん、運動不足も高血圧の原因となります。心臓から送り出された血液は動脈を通って体中を駆け巡りますが、手足の先まで行くとUターンして心臓に戻ります。そのため心臓に帰る血管である静脈は、蠕動運動をしながら血液を戻さなければならないのですが、その際、静脈は血液が逆流しないよう、弁の力を利用しています。この蠕動運動を助けてくれるのが手足の骨格筋です。

運動すると体内の血の巡りが良くなるのがおわかりでしょう。適度な運動は血流をスムーズにし、高血圧症の改善に効果があります。反対に、運動不足の場合は血流が滞り、特に手足の末梢血管に血液が回りづらくなりますから、手足は冷え、代謝機能が低下します。

――それから、よく、「うちは祖父母も両親も高血圧症だから、自分も気をつけなくちゃ」と言う人がいますが、高血圧症は遺伝によるものなんですか。

二次性高血圧症の場合は遺伝性のものが多いでしょう。ただ、本態性高血圧症の場合は、一概にはそう言えないと思います。

厚生労働省のウェブサイト、高血圧の質問コーナーに、「両親がそろって高血圧の場合、その子が高血圧になる確率は約五〇％、片親だけが高血圧の場合には子が高血圧になる確率は三〇％前後というデータもあり、遺伝性があるのは確か」とあります。

先ほど、高血圧症の遺伝子は発見されていないとお話ししましたね。いずれ発見されるかもしれませんが、私は、高血圧症の遺伝子が受け継がれているというよりも、高血圧になりやすい生活やものの考え方が似ているためと考えています。

つまり、同じ家系であれば、ある特定の臓器の機能が弱かったり、反対に働きが過剰だったりというように、生まれついての体質も似ているかもしれませんよね。また、家族では食の好みや習慣も似てくるでしょうから、結果的に同じような栄養素の過不足があることも十分、ありえることでしょう。「親子代々、そろって高血圧」というような状態が受け継がれているケースはあっても不思議ではありません。

このように、高血圧を引き起こす原因は、偏った食生活だったり、運動不足だったり、あるいは遺伝的体質だったりするわけですが、実は、もっと大きな原因はストレスだと私は考えています。

――ストレスが原因ですか。先生の前著でも、「がんを引き起こす最大の原因はストレスである」と読みましたが、やはり、ここでも……。

たとえば、あなたが高血圧症を改善しようとして、医師に処方された薬を服用するとしましょう。実は、こうした薬の服用も体にとってはストレスとなっています。つまり、体の本来の作用をブロックしてしまっているわけですから、体には不自然な圧力がかかっていることになりますよね。すなわち、これが「薬によるストレス」です。

それから、薬は一時的に血流を止めてしまう作用があります。これもストレスの一種ですから、長期間の使用は交感神経に作用し、再度、血圧は上がってしまいます。そんなことの繰り返しは体に負担となるだけです。つまり、ここでもまたストレスが生まれていますよね。

それから、高血圧症の患者さんたちの中に、血圧の数値にあまりにもこだわり過ぎて、一日に何度も何度も繰り返し計測する人たちがいます。何度も測って、その中で一番良い数値を選び、他の数値は「血圧計の調子が悪かったからだ」と思い込む。

「血圧を正常値に戻さないと！」といって、数値に振り回されている間は、「血圧を下げなくちゃ」ということがストレスになっていますし、血圧計を手放せないようでは、ストレスから抜け出ることはできません。

栄養指導をしていると、とくにお年寄りに多いのですが、「味噌汁が薄味では、生きている心地がしないよ。味のないものを食べるくらいなら、死んだ方がましだ」と言われる人が実際にいらっしゃいます。「減塩食なんて、あれは病人のものであって、健康な人間の食べるものではないんだ！」と怒り出すお爺ちゃんもいらっしゃいますよ。減塩指導など馬の耳に念仏っていう顔をされていますが、おそらく、「塩を減らせ、減らせ」と言われ続けているため、心の底では罪悪感を持ちながら生活をされているのではないでしょうか。これでは、楽しくあるべき食事がストレスになってしまいます。

こんなふうに、私たちの日常には、ストレスの元となりうる事柄がたくさん降り注いでいます。ましてや、自分たちがどれだけのストレスを抱えていて、それらがどのように体に作用しているのか、ほとんど理解していません。実は、この「気づいていない」ということが非常に重大な問題で、知らず知らずにストレスが持続してしまうことになるのです。

——最近ではよく、ストレスマネジメントという言葉も耳にします。

ストレスとの付き合い方については、次章でじっくりご説明しましょう。

大切なのは、決して血圧の数値に振り回されないで欲しいということです。この章の始めにお話ししましたように、「高血圧治療ガイドライン」の基準は年々引き下げられており、この傾向は今後も続くと予想されます。

そもそも、血圧は他人と比較するものではありません。たとえ数値が高くても、それはあなたにとって必要な数値なのです。たとえば、あなたは他の人と脈拍数や肺活量を見比べたりしますか。身長の高さで健康や不健康を判断したりしますか。そんなことはしませんよね。

——そうですね。でも、つい、血圧や血糖値、ＬＤＬコレステロール値などは、他人の平均値である基準値と比べてしまいます。まずはその考えを改めなければならないんですね。

今は厚生労働省の主導で、国民そろって「血圧を下げよう！　食塩を減らそう！」と声高に叫んでいますから、どうしても医師が推す基準値と比べてしまうのも無理のないことかもしれません。

しかし、他の人と比べたところで、どれくらいの血圧が自分にとって健康といえるのか、正確にはわかりませんよね。

自分の健康状態は自分が一番知っているはずです。中には、上の血圧が一八〇でも健康という人もいるでしょうし、その人の体質や生活環境にも関係してくることですから、一概に「血圧とはこれくらいではなければいけない」と断定することはできないのです。

確かに、高血圧症はほとんど自覚症状がありませんから、いつの間にか背後にぴたりと忍び寄り、脳卒中や心筋梗塞などの重大な疾病につながる危険性も無視できません。高血圧症が「サイレントキラー」として恐れられている所以です。

だからといって高血圧にならないようにと必死で気を遣いながら生活するのでは、毎日、ストレスの連続だと思いませんか。食べたいものも我慢したり、まずいと思いながら食べたりしていては、食の楽しみまで奪われてしまいますよね。いつも血圧計の数値とにらめっこの生活では、嫌でもイライラが募りますし、血圧だってさらに上がってしまいますよ。

——そうですね。では、一体「血圧値」というものをどのように捉え、どう付き合っていったら良いのでしょうか。

私は、糖尿病や慢性腎臓病などを抱えている人を除き、それほど頻繁に血圧を測定する必要はないと思っています。逆に、しょっちゅう測定するからこそ、どうしても数値が気になってしまうのですよね。

自分の数値は体調の良いときにこそ測っておくべきです。特に血圧はいつも変動していますので、どんな状態のときにいくつくらいか、色々試しておけば良いのです。それをご自分の「健康の基準値」と考え、その基準と照らし合わせると「ああ、やっぱり血圧が高いわ。どこか具合が悪いのかな」と判断できるはずです。なにも、普段から病気に振り回される必要はありません。

まずは、「健康」を感じる感性を磨くこと。そして、血圧の数値はあくまで目安と捉え、それに決して振り回されないことです。

いつもニコニコと心を大らかに保つことが、高血圧症改善のための第一歩だと思うのです。

第3章

「頑張る」から「顔晴る」へ——ストレスとのつき合い方

1　高血圧の真犯人は心身のストレス

今ではすっかり定着した「ストレス」という言葉。

二〇〇三年、文化庁が公表した日本語に関する調査では、外来語一二〇語のうち、「ストレス」が認知率、理解度、使用率のすべてで一位になり、日本語に同化した日常的な言葉として使われています。

おそらく、皆さんも普段の生活で、何気なくストレスという言葉を頻繁に使っているのではないでしょうか。

「毎日、残業ばかりでホントにストレスが溜まるわ」

「ストレス解消に、飲みに行こうよ！」

こんなふうに、ストレスという言葉は私たちの生活にしっかりと馴染んでいます。

最近では、人だけでなく動物や植物までもストレスを知覚して、いずれ弱ってしまったり、枯れてしまったりするということが、様々な実験により明らかになってきました。

私たちがいつも背中合わせに感じている「ストレス」という存在。このストレスの正体とは、一体何なのでしょう？

ストレスにいたずらに振り回されて「高血圧症」と診断されない生活を送るために、まずは

「ストレス」と「高血圧」の関係をしっかりと捉えておきましょう。

ストレスが心身に与える影響

これまで、第1章、第2章で述べてきたように、高血圧症の九〇％を占める本態性高血圧症とは「原因不明」の高血圧症のことでした。腎臓病など、特定の病気が原因で引き起こされる二次性高血圧症とは異なり、この本態性高血圧症とは、疾病原因がこれだと一つに特定できない高血圧症のことだとお伝えしました。

しかし、本態性高血圧症の原因の一つがストレスであることは、どんな専門書にも明記されており、医学会でも認められていることですが、残念ながら専門家の間でもこのストレスへの認識、対応は不十分のようです。そのため、いまだに「原因不明」で片付けられてしまっているのです。

たとえば、近年、特にビジネスパーソンの間で多くなっている症状で、一般的に「不定愁訴」と呼ばれるものがあります。頑固な頭痛や強烈な肩こり、絶え間なく続く嘔吐など、不快を感じて病院へ行っても、結局、何も異常が見つからない。こんなふうに、症状はあっても検査値には出てこないケースを「不定愁訴」と呼んでいます。

もちろん、医師は「ストレスですね」と言ってくれるでしょうが、だからといって、特に具体的な指導はありません。目に見えないストレスをどう説明したら良いのか、医師も困惑しているのが実状ではないでしょうか。

ストレスが原因であるとわかっているなら、高血圧症を改善するためにはストレスへの対応が、何よりも必要なはずです。それなのに、薬の力で強引に血圧を平常値に戻して「はい、順調ですね」というのは、なんだかおかしいと思いませんか?

人間がストレスを感じたとき、体内である特定のメカニズムが働いて、わざわざ血圧を高くしようとするのには、きちんとした理由があります。

私たちの体はストレスを感じるとある特定のホルモンを分泌します。それが、アドレナリンやノルアドレナリン、コルチゾールです。

脳はストレスという刺激を受けると、生命中枢である視床下部の室傍核からホルモン放出因子(CRH)を下垂体へ向かって分泌して、下垂体前葉から副腎皮質刺激ホルモン(ACTH)を分泌するよう促します。

副腎皮質刺激ホルモンを受け取った副腎皮質からはコルチゾールが分泌され、体たんぱく質を分解し、それを肝臓で血糖に変えてストレスに対応させるためのエネルギーにします。

一方、交感神経終末からは、ノルアドレナリンが分泌されます。これは、血管平滑筋のα1受容体に作用して血管を収縮させ、また、心筋のβ1受容体に作用し、心収縮力や心拍数を増加させたりすることで、血圧を上昇させます。

同時に、副腎髄質からもアドレナリンやノルアドレナリンが分泌されます。これらは、血糖値や血中遊離脂肪酸濃度を高め、ストレスにエネルギーで対応しようとします。

こうした反応は原始的な自己防衛本能であり、外敵から身を守るための「闘争・逃走反応(fight or flight reaction)」と呼ばれています。古くは原始人が狩猟をするときや、大自然の中で生きていくために体内で働いていた機能で、闘うにしても逃げるにしてもエネルギーが必要なために備わったものです。この本能があるからこそ、人間は果敢に大型の動物と向き合うことができたわけです。

たいていの場合、強いストレスがかかる事態は短時間ですから、瞬間的に心拍数が上がり、血圧が高くなっても、やがて興奮が鎮まれば心拍数も低下し、血圧も下がります。これは脳の縫線核から分泌されるセロトニンの作用によるもので、アドレナリンやノルアドレナリンなどの分泌が抑えられ、血圧も自然に元の状態へ戻ります。

このように、ストレスに対する体内の反応は、ホメオスタシスの一環として自律神経が関与しています。

自律神経とストレスホルモン

自律神経には、体を緊張させて活動性・戦闘性を高める「交感神経」と、体を休息に導く癒し系の「副交感神経」があるのは、すでに皆さんもご存知でしょう。

この二つの神経は、交感神経が優位なときには副交感神経がおさまっているというように、互いにバランスを取り合いながら働いています。その結果、外部刺激を受けても体内環境は一定に保たれるようコントロールされ、恒常性が維持されているのです。

しかし、この自律神経のバランスは、ストレスに弱いという弱点があります。つまり、ストレスを受けている状態が長く続くと、自律神経のバランスが崩されて交感神経がずっと優位なままになり、様々な自律神経失調症を招くことになってしまうのです。

たとえば、本来であれば日中の行動時間帯は交感神経が優位であり、就寝時には副交感神経優位に切り替わっているのですが、もし、過剰なストレスを抱えてしまうと、就寝時も交感神経優位の状態が切れ目なく持続してしまいます。そうなれば、血圧も高いままになってしまい、当然、熟睡することなどできません。

こんなふうに、必要なときに交感神経のスイッチをオフにできないということは、太陽がまぶしい昼間でも部屋の電気が点けっぱなしになっているのと同じように、過剰なエネルギーを不必要に稼働させ、不安定な落ち着きのなさを人に与えてしまうのです。

さらに、強烈なストレスは先ほどお話したセロトニンという脳内物質の分泌を抑制することも明らかになっています。

セロトニンとは、人間の精神面に大きな影響を与える神経伝達物質のことで、感情のコントロールに重要な役割を果たしています。

私たちが強いストレスにさらされたとき、交感神経の終末ボタンや副腎髄質からノルアドレナリンが分泌され、血圧や心拍数を上昇させるということは、先ほどお話ししましたね。このノルアドレナリンは別名「怒りのホルモン」と呼ばれるほど、人の神経を興奮させ、強い覚醒力で意識を集中・維持しようとします。

たとえば、あなたが同僚たちと楽しく会食しているとしましょう。中に、上から目線でしかものを言えない年配者がいます。その人にあなたのちょっとした言葉尻を捉えられて、小ばかにされてしまいました。いつものことなので、顔は笑って耐えていますが、「なぜ、年上とはいえ、こんなことまで言われないといけないの」と、頭の中ではノルアドレナリンが分泌され、怒り狂っています。

また、こんな場合もあります。難関といわれる国家資格を取りたいと思い立ち、仕事を終えた後、毎晩、眠たい目をこすりつつ勉強を続けたとしましょう。もともと、勉強嫌いだった私です。途中で「止めてしまおう」と何度思ったかわかりません。友だちの誘いを断ってまで時間を惜しみ、頑張って勉強しました。そんな努力の甲斐あって、合格発表の日、自分の受験番号を見つけたときには、天にも昇るくらい大喜びです。このときに脳内で分泌されている神経伝達物質を、ドーパミンといいます。

ストレスコントロールに重要なセロトニン

しかしこの怒りや喜びはずっと続くでしょうか。確かに、私たちは毎日喜怒哀楽を繰り返していますが、怒りっぱなし、喜びっぱなしでは生活できません。実社会に合わせ、気持ちを平常な状態に戻さないといけませんよね。そこで必要なのが、セロトニンというホルモンです。

自動車の運転免許証をお持ちの人は、車のギアをニュートラルにし、アイドリング状態に戻すといえばおわかりでしょうか。車は止まっていますが、エンジンは最低速で回転しており、いつでも動くことができる状態をアイドリングといいますよね。

このように、ノルアドレナリンやドーパミンの分泌を抑制するブレーキ役となるのが、セロトニンです。このセロトニンの大切なポイントは、エンジンを切って車を止めてしまうことではなく、ギアをニュートラルにし、いつでも動ける状態にしておくことです。感情が昂ぶったり、落ち込んだりした後には、脳を平静状態に戻し、いつでも次の行動に移せるようにしておくために必要なのが、セロトニンです。

「躁うつ病」という心の病気があります。ドーパミンが出続けている状態が「躁」、ノルアドレナリンが出続けている状態が「うつ」であり、これらをアイドリング状態に戻しにくくなった状態が「躁うつ」であるということが、おわかりになるでしょう。

つまり、「やる気が出ない」「突然、怒りが爆発する」など、感情のコントロールがうまくできなくなったという場合は、この、セロトニン不足によるところが多いのです。

このように感情をコントロールし、社会で健全に生きていくためには、セロトニンは無くてはならない大切なものです。ここが重要なところですから、しっかりご理解くださいね。

セロトニンは、必須アミノ酸であるトリプトファンから生成されており、朝、太陽の光を浴びることで合成が促されます。これは一日中、心と体のアイドリングのために分泌されていますが、夜、暗くなると、脳の中央に位置する松果体から、生体リズム（概日性リズム）を調整するメラトニンの分泌量を増加させ、催眠作用を誘発します。

近年、コンビニが増え、都会を中心に眠らない街が多くなりました。家庭では深夜でも、テレビ、パソコン、ゲーム機、携帯電話などが間断なく使用されており、人が眠る時間帯が自然界のリズムからかなりずれてしまいました。暗くなって分泌されるメラトニンは、明るい部屋では増加できません。

したがって外界は日没後に暗くなっても、人は眠らないし、眠れない。そのため、十分な眠りが得られないので、朝日を浴びることもできません。セロトニンが活発につくられる時間帯は、ウトウトした眠りの中にいることになります。

セロトニンの合成量が低下すれば、メラトニンも合成できなくなりますので、ますます安眠することができないという悪循環に陥ります。

現代の若者たちは押し並べて低体温です。セロトニンの分泌量が少ないので、血液の温度低下を感知して体温を上昇させる温熱中枢を活性化できません。手足が冷たく、代謝機能や集中力も低下してしまいます。

私たちは特別な動物ではありません。自然と共に生きていることを忘れてはならないのです。

このセロトニンやメラトニンの分泌の生体リズムは、太陽による明暗周期に依存しているのですから、早寝早起きは、心身の健康に欠かすことのできない必須要件なのです。

実は、これらの二つのホルモンは、トリプトファンから合成されていますが、このトリプトファンは牛乳から発見された必須アミノ酸で、体内ではつくることができません。そのため食事から必ず摂り込まなければならないのです。トリプトファンは、赤身の魚、肉類や乳製品などに多く含まれていますので、「肉は体に良くない」とか、「牛乳は害になる飲み物だから、飲んではいけない」と、馬鹿なことを言わないで、適度に楽しんでください。「眠れないときは、ホットミルクを飲むと良い」と聞いたことがある人も多いでしょう。これは、実に理に適った生活の知恵なのです。

このトリプトファンは脱炭酸され、セロトニンからメラトニンに変化します。その際に補酵素としてビタミンB_6やナイアシン、マグネシウムが必要ですから、ビタミンやミネラルの補給もお忘れなく。

もちろん本題であるストレスも、このセロトニンの分泌を抑制してしまいます。

ストレスがかかると、自律神経のバランスが乱されてしまいます。本来、血圧が低くなって眠りへ移行していく夜になっても、交感神経優位の状態が続くため、なかなか寝付けず、不眠症に悩まされることもあります。そのため、朝、太陽の光を浴びることが難しくなるのですから、セロトニンの分泌も抑制されてしまうことになりますよね。

また、一度放出されたセロトニンは、神経細胞間のつなぎ目の部分（シナプス）で取り込まれ、再利用されるという性質があります。ストレスに敏感に反応して副腎皮質からコルチゾールが分泌されると、これがセロトニンの再利用を邪魔してしまい、結果的にセロトニン量を減少させてしまうともいわれています。

こんなふうに、ストレスは人間の精神面に大きな影をもたらし、あたりまえの社会活動をも危うくしてしまうリスクを持っているわけですが、さらに、生体リズムを乱し、健康を損なう原因となるのです。

たとえば、胃潰瘍や心臓疾患のリスクの上昇、生殖機能の衰え、脳の萎縮、肥満など、様々な問題を引き起こすことが、世界的な研究により明らかになっています。

心身ともに、大きなトラブルをもたらすストレス。明らかに手強そうで、ストレスを全くゼロにすることはとても困難なように思えます。私たちは「ストレスは生活習慣病の一つ」とあきらめ、無理矢理なだめすかしながら、うまく折り合っていくしかないのでしょうか。

いいえ、もちろんそんなことはありません。それどころか、とても簡単にストレスから解放される、心穏やかで幸せな生き方を実践できるのです。筆者も行っているそれらの方法について、次の項目でご紹介しましょう。

2　ストレスフリーの生き方

私たちの好きな言葉に「夢」や「希望」があります。

「良い大学に入りたい」「良い企業に就職したい」「素敵な相手と結婚したい」「幸せな家庭を築きたい」「海外旅行をしたい」「高級腕時計やブランド物のバックが欲しい」というように、「ああしたい、こうしたい」「あのようになりたい、こうなりたい」「あれが欲しい、これも欲しい」と、「夢」や「希望」は際限なく広がっていきます。

「夢」や「希望」を実現するという目標を立て、それを叶えるために一生懸命努力する。私たちは真面目に働き、真剣に勉強し、コツコツと実績を積み上げていくことを、「これこそが人生を勝ち抜く道だ」「人間として崇高な生き方だ」と、家庭や学校、実社会で教えられてきました。

そんな中で、はっきりとした自覚はないのだけれども、常に何かに追われているような、何か払いきれないモヤモヤ感が続いたり、胸の奥のざわつきや、精神的にいつも重圧を感じていたりするような感覚はありませんか。この妙なイライラ感や不安感の正体は、いったい何なのでしょうか。

そう、それはストレスです。

胸がギューと締め付けられたり、胃がキリキリ痛んだりするような強烈なものだけをストレスというわけではなく、こうした正体不明の微細な感覚も、立派にストレスの症状なのです。

もし、自分の人生がすべて思う通りになるなら、このようなストレスは生まれるでしょうか。すべて自分の思う通り、自由に生きることができれば、もちろん、ストレスが生まれることはありません。「夢」や「希望」が次々と叶えられていくのですから、そこに悩みや苦しみが生まれる隙間はないでしょう。

ということは、「夢」や「希望」が実現されないこと、すなわち、「自分の思い通りにならないこと」が、ストレスを生み出しているということになるのです。

これまでお話してきましたように、ストレスは心臓の拍動を速くさせたり、血管を収縮させたりすることで血圧を上昇させます。つまり、私たちは「自分の思い通りにならないこと」を認識した瞬間に、ストレスを生み出し、ジワリジワリと血圧を上げていきます。これが、本書のテーマ「高血圧症」を引き起こす真の原因なのです。

ここでは、「自分の思い通りにならないこと」にどう向き合っていくかを考えることで、高血圧症の改善、解消を目指していきます。「血圧を上げる原因はわかりませんが、ひとまずクスリを飲んで血圧を下げましょうね」という医学らしからぬ危なっかしい対症療法よりも、より確実に自らの力で高血圧症と向かい合うことができるのです。あなたは、あなた自身の生活を振り返ることで、きっと、高血圧症を改善することができるはずです。

(1)「思い通りにならないこと」を認めよう

ある一つの刺激が、あらゆる人に等しくストレスになるかというと、決してそうではありません。

たとえば、学生時代に走ることが苦手だった人は、先生に「明日、マラソンをします」と言われた途端、たちまち憂うつになったのではないでしょうか。

「マラソンは嫌だなあ。苦しいし、苦手だなあ」というように、「嫌だ、嫌だ」という感情が頭の中をグルグルと駆け回っていたのではないかと思います。

逆に、走ることが得意だった人は「明日、マラソンをします」と聞いた瞬間、「ラッキー！」と喜んだことでしょう。そして、クラスのみんなに自分の格好良さをアピールできる最大のチャンスと、普段以上に張り切るかもしれません。

このように、一つの同じ事柄が、ある人にとってはストレスに、また、ある人にとっては楽しみにと、全く異なる反応を示すことがあります。それは、決してその人の性格が消極的とか、積極的とかいった違いではなく、外部からの刺激（つまり、ここで言うなら「明日、マラソンがあるということ」）を受け取る人の得手不得手、趣味趣向、過去の体験、そのときの体調などによって、憂うつを招くストレスになることもあれば、張り切るための起爆剤にもなるということなのです。

こうした刺激が人にやる気と活力を与え、プラスに作用するなら良いのですが、いったん、「嫌だな」「憂うつだな」という感情を持ってしまうと、それがストレスとしてたちまち心の中で増殖し始め、ひどい時にはうつの状態に陥れてしまうこともあります。「このストレスが無かったら、どれだけ心を平静に、安穏とした暮らしを送ることができるのだろう」と思っている人も多いのではないでしょうか。

ストレスの正体とは

それでは、精神的ストレスを心から完全に無くしてしまうことはできるのでしょうか。もう一度、私たちの生活に深く関わっているストレスについて、その正体を考えてみましょう。

「精神的ストレスとは、どうして起こるのだろう?」

たとえば、あなたが会社であるプロジェクトの責任者に任命されたと仮定しましょう。

毎日、残業の連続で、あなたは必死でプロジェクトを成功させようと頑張っています。どんなに疲れていても、愚痴ひとつこぼさず、コツコツと与えられた仕事をこなしていきます。

そして、見事にプロジェクトが成功。同じ部署の同僚や先輩、上司はもちろん、会社の上層部まであなたのことを褒めたたえます。

「よくやった!」

「すごいじゃないか!」

みんながあなたのことを口々に賞賛します。当然、あなたは得意満面の表情で、徹夜が続いたことや、これまで苦労の連続だったことなども吹き飛んで、達成感と満足感に浸っていることでしょう。

「次回もこの調子で頼むよ！」

上司は、あなたに次のプロジェクトも任せました。

ようやく山を越えたと、ホッとひと息ついたのもつかの間、あなたは前回同様、今回のプロジェクトも成功させたいと思い、また全力で頑張り始めます。そして、再び始まる残業と休日出勤の連続……。当然、体と心に無理が重なってきますが、あなたは「成功させなくちゃいけない！」という一心で頑張ります。

このとき、あなたの中には二つの気持ちがあるはずです。

一つは、「大きな仕事を任されてうれしい。せっかく自分に期待してくれているんだから、それに最大限応えたい」という、本能的なやる気。

それから、「絶対に成功させなくちゃいけない。頑張らなくちゃいけない」という、会社員としての義務感。

もちろん、本能的なやる気は社会的な活動を行う上で、最大のモチベーションとなります。それがあるからこそ、私たちは日々、活きいきと働いたり勉強したりすることができるわけですし、他者とのコミュニケーションも円滑に進めることができるのです。

しかし、もう一つの義務感の方はどうでしょうか。

とにかく「やらなくちゃ」という気持ちに引きずられるようにして無理矢理働いているのだとしたら、仕事をしていても全く楽しくありませんし、当然、気力も充実していませんし、疲れもどんどん溜まります。

体と心が悲鳴をあげ、あちこちに異常のサインを出すことで、「そろそろ休息した方が良いですよ」と教えてくれたとしても、あなたはそんな声にも耳を塞ぎ、頑張り続けてしまうかもしれません。

私たちは、生まれてから今まで、「頑張る」ということを良いものとして教えられてきました。学生時代には一生懸命勉強して良い成績を取ることを、そして、会社員になってからは与えられた仕事を確実にこなし、上司や周囲の期待に応えることを、当然のように目指してきました。

しかし、その一方でそうした考えが私たちの心に頑固な重石となり、精神的な苦痛となってはいないでしょうか。

私たちには、いつでも「夢」や「希望」や「目標」があります。そして、私たちはいつでもそれを追いかけ、それを実現するために来る日も来る日も、ときには自分の能力以上の頑張りを自分自身に課しています。しかし、実はそうした無理な頑張りが、自分のストレスになっているということもあるのです。

ちょっと、考えてみてください。

「夢」や「希望」や「目標」がたくさんあるということは、すなわち、「今はそれらが実現できていない」ということを意味しますよね。つまり、それらが現実のものになっていない「今」の現状に満足しておらず、「欲しい」「叶えたい」「実現したい」と願っているからこそ、「夢」や「希望」や「目標」が生まれるのです。

ということは、言い方を変えれば、それらが現実のものとなっていない「今」を否定することになると思いませんか。否定とまでは言わなくても、「今」の現状をしっかり受け入れていないからこそ、「こうなりたい」「こうあるべき」という「夢」や「希望」や「目標」が生まれるのだと思うのです。

それら「夢」や「希望」や「目標」は、決して途絶えることがありません。次のテストで一〇〇点を取ったら、また次のテストでも一〇〇点を。課長に昇進したら、次は部長に。そんなふうに、まるで階段を一段ずつ登っていくかのように、私たちは「夢」や「希望」や「目標」の難易度を次々と上げていきます。そして、私たちは「もっと欲しい」「あれも欲しい」「それも叶えたい」「これも実現したい」と、欲望の階段を必死で這い上がって行こうとする……。

もちろん、魔法のようにそれらが次々と現実のものとなっていけば、全く苦労はないでしょう。願ったことがすべて叶うのですから、そこには悩みも苦しみもありません。

しかし、もし、その「夢」や「希望」や「目標」が達成されなければ、あなたは自分の努力が足りなかったからだと、がっかりしたり、落ち込んだりするのではないでしょうか。そして、次はもっと頑張らなければ、とさらに自分自身を追い込んでいくのではありませんか。

　これこそが、実はストレスの正体なのです。つまり、「ストレス」とは「夢」や「希望」や「目標」と、表裏一体の関係なのです。

ストレスとがん

　筆者にもこのような体験がありました。

　今から約三〇年前、一九八〇年のことです。

　筆者は現ＳＧＳ（商工技能振興会）の前身を設立。国家資格である管理栄養士、調理師などの養成講座を西日本地区で展開しており、それらの運営のすべてを一人で行っていました。

　受講生を募集するためのパンフレットを作ったり、電話の応対をしたり、そういった雑務をこなしつつ、講座がいったん開講すれば、当時の受験科目であった管理栄養士講座一四科目と、調理師講座六科目のすべてを一貫指導していましたから、もう、息をつく暇など全くありません。テキスト作りから、模擬試験問題作りまで、仕事量は山ほどありました。睡眠時間は毎日三～四時間。あとは、フル活動です。食事中も、トイレや風呂の中も、いつも本と一緒の生活でした。

　そんな生活を一〇年ほど続け、会社がようやく軌道に乗り始めた頃、体に異変を感じるようになりました。それが、咽頭がんと精巣がんの始まりでした。

事業の草創期、知名度も無く、思うように受講生が集まらなくて、経済的に汲々としていた時期でもありました。事業を運営し、存続させるには最低限のお金が必要ですから、事業家としての経営能力も問われることになります。講師の顔よりも事業家としての顔が強く出ていたのでしょう。無意識にお金を追いかけていたのです。いつも「夢」や「希望」を口にし、「頑張ろう」と絶えず自分自身を叱咤激励する生活、そんなときに体に異常を感じ始めました。

幸い職業柄、抗がん剤や放射線などの化学療法は、ますます人間の免疫力を低下させるだけという知識がありましたので、筆者は食事とライフスタイルを整え、独自の「健康サイクル」を実践しながら、現在に至るまでがんの進行を抑制しています。しかし、無理の多い生活は、必ず体に「病気」という合図を送るのだということを、身を以て知りました。

当時の筆者の頭の中には「組織を大きくし、さらに広く事業を展開したい、そのためには精一杯、頑張らなくちゃ」という想いが溢れ、「頑張ろう」という言葉を常に口にし、「あれもしなくては」「これもしなくては」「頑張らなくては」と、心身をいつも奮い立たせていたように思います。

そうした義務感が自分自身への過度なプレッシャーとなり、心に大きな影をつくってしまっていたのですね。それが「がん」として表面化して、ようやく自分がストレスの多い、頑張り過ぎる生活をしていたことに気づかされたのですから、健康の重要性を説く専門家として、はなはだ恥ずかしい気持ちがしたものです。

それ以後、筆者の仕事のスタイルはがらりと変わりました。とにかく、何でも「楽しむ」ことを第一に考えるようになったのです。

講習で使用するテキストを書いたり、スライドを作ったりするときにも、「こうしなくてはいけない」という義務感から動くのではなく、「こうしたら、受講生の皆さんが喜んでくれるかな」と考えながら作ります。そうすれば、自然と受講生の皆さんの「解かった！」という会心の笑顔が心に浮かんできますので、ますますやる気が募ります。何より、自分が楽しみながら仕事をしているわけですから、良いアイデアもポンポンと閃いてくるのです。もちろん、講習中は誰よりも楽しんでいます。

現在、筆者は、北は仙台、南は鹿児島までの主要都市を毎月回っています。講習を終えると次の地へ新幹線や飛行機で移動し、ホテルに宿泊します。次の日も朝から夕方まで講習です。

現在は、優秀なスタッフが業務のほとんどをやってくれますので、筆者は講習をすることに専念させていただいていますが、ほんの十年前までは、我ながら超人的な生き方をしてきたと思います。

ＳＧＳを設立する以前のコンサルティング時代を含めると三五年近く、このような生活を繰り返していますが、教壇に立つようになってからは決して講習することが「辛い」と思ったことはありません。

そういえば、平成六年に、事故で第五腰椎の圧迫骨折をした上、左足の踵にひびが入り、緊急入院したことがあります。その時は、胸から腰と左足にギブスをしたまま、松葉杖をついて広島から四国や九州に講習に行きました。

医師も最初は「脊髄神経を圧迫すると半身不随になる。責任は持てない」と大反対でしたが、それでも楽しそうに病院から抜け出して行く筆者の様子を見て次第に諦め、最後にはあきれ果てていました。病室から出張し、病室に帰ってくるわけですから、そんな患者は見たことないと。それも二ヵ月間も。

医師を含め、周囲の人達に「なぜそこまでするの」と言われても、「楽しいから」「みんなが待っていてくれるから」としか、答えようがないんです。

これらは、筆者にとってはストレスでも何でもありませんでした。もちろんリハビリは一生懸命行いましたし、松葉杖の生活も結構楽しんでいましたしね。

現在は、数字や目標を追いかける「経営学」を放棄しています。自分の経験から、事業家は高い目標を掲げ続けたり、利益だけを追いかけたりしていては、自分の体を含めて必ず行き詰まりがやって来ると感じているからです。

かつて、経営コンサルタントを目指していた時、経営学の第一人者、明治大学名誉教授の藤芳誠一先生を講師としてお招きしたことがありました。「経営は藤芳先生、財務は○○大学の○○先生、労務は△△大学の△△先生、法務は□□大学の□□先生……で事業を興されると、すばらしい会社ができあがるのではないでしょうか」と、質問したところ、藤芳先生はひと言「つぶれるよ」と笑いながら答えてくださいました。今でも鮮烈に思い出します。

そういうこともあって、現在は、事業家としては失格かもしれませんが、とんと経営には無頓着です。スタッフ一人ひとりが、楽しんで仕事をしてくれていますので、筆者はニコニコしていれば良いのです。

「どうしてこうなるんだ」「なぜできないの」「いったい何やってるんだよ」などと思う前に、スタッフの一人ひとりに「今日も一日ありがとう」と感謝の言葉を言うことの方が、事業家として大切なことだと思っています。

ストレスを無くすために「発想の転換」を

ちょっと脱線しましたので、話を元に戻しましょう。

「夢」や「希望」を持つことは、もちろん人生にとって必要なことかもしれません。それは、真っ暗な道の先でほのかに光る明かりのように、私たちの人生を照らし、目指す方向を示してくれる道標の役割を担うでしょう。

しかし、その「夢」や「希望」を何が何でも現実にしなければならない、叶えなければならないと、無意識のうちに私たちはプレッシャーを感じてはいないでしょうか。

こうしたい、こうなりたい、あれが欲しい。そんなふうに、次から次へと欲望を浮かび上がらせ、それが思い通りにならないときには、激しく自分自身を批判したり、落ち込んだりしていることはないでしょうか。

「夢」や「希望」を実現するために、「成功哲学」とか「プラス思考」、「自己啓発」という言葉を時々、耳にします。しかし、そうして思いを強めた結果、皮肉なことにその強過ぎる思いが自分をがんじがらめに縛り上げるということもあります。それが結局、ストレスになるのです。

そこで少し頭を柔らかくして、発想の転換をしてみませんか。

「夢」や「希望」を持ち、それを手に入れようと頑張ることがストレスになるのなら、無理に頑張ろうとせず、「こうなったら、もっと楽しくなるかもね」と、ただ、ワクワクしていればば良いのです。そうすれば、その「思い」を叶えるためにイライラしながら頑張る必要もないわけですし、「夢が叶わない」「思い通りにならない」といって、落ち込むこともなくなるでしょう。「夢」や「希望」に縛られることもないわけですから、ストレスも生まれないのです。

ストレスとは、「思い通りにならないこと」。

ストレスを他の言葉に置き換えるなら、このひと言に尽きると思います。

だから、始めから「思い通りになる」と思わないことです。「将来、こうなればもっと楽しいかもね」という未来像を描くことは、脳に方向性を示すという意味で、非常に大切なことです。特に体力の続く三〇代まではコツコツとそれに向かって楽しみながら進めば良いのです。

そして、四〇代になったら、「今、あるがままの自分」をそのまま受け入れてあげれば良いのです。

余談ですが、筆者は運動不足解消のためにボウリングをやっています。フックボールがポケットに決まると、一〇本のピンが一瞬で無くなります。これがボウリングの醍醐味で、「最高のストレス解消になる」と言いたいところですが、現実はそうではありません。投げれば投げるほどストレスが溜まってしまいます。そうなんです。毎回、思い通りにピンが倒れてくれないからです。ピンを何本倒すかという単純な競技なのに案外奥が深い。レーン上の油の塗り方で、ボールの曲がりが微妙に異なります。そのため、どこに立って、どのように投げるのか、悩み始めると点数は上がりません。

その横で、若いグループが思いっきりボールを放り投げ、大声を上げて楽しんでいます。ルールもマナーもありませんが、これが結構、高得点を出しているのですね。彼らにとってボウリングはストレス解消のための楽しい遊びです。

ストレスとは、「思い通りにならないこと」、これは、対人関係においても当てはまります。たとえば、あなたが自分の子どもに「良い学校に進学するために、常にテストで一〇〇点を取って欲しい」と期待したとしましょう。あなたは子どもの尻を叩くようにして、毎日、机に向かわせます。子どもが「友だちと遊びたい」と言っても「あなたの将来のためなの、時間の無駄よ」と知らん顔です。子どもは、お母さんの期待に応えようと必死に頑張ります。

そして、子どもがクラスで最高点の九〇点を取り、お母さんが喜んでくれると思ってテストを見せると、あなたはヒステリックに叫ぶでしょう。

「あんなに勉強したのに、どうして満点が取れないの！　ダメな子ね」と。

ちょっと、ここで考えてみましょう。

あなたはあなた。子どもは子ども。それぞれの人格を持った人間です。

それを、自分の子どもだから自分の思い通りになると考えるから、イライラしてくるのです。自分の価値観で、子どもの将来という「夢」を描き、それを子どもに押し付けます。「このままじゃ、お父さんのようになるわよ」と、子どもの欠点ばかりを指摘します。

一方、怒られてばかりの子どもの心は抑圧され、どうして良いのかわからなくなります。「自分の気持ちをわかってくれない」と悩み、次第に心が親から離れていきます。勉強嫌いになるでしょうし、良い子という仮面をかぶったまま、自分より弱い存在へのイジメに走るかもしれません。

そうなんです。たとえ自分の子どもであっても、思い通りにならないのがあたりまえと思うことです。相手に対して何かを期待し、それが叶わないからといってイライラするのは間違っています。

あなたは、子どもの良いところをしっかり見れば良いのです。どんな点数でも褒めてあげること。あなたは勉強の楽しさを教えてあげれば良いのです。子どもにとって親が褒めてくれるのが一番うれしいことなのですから、あなたに喜んでもらおうと、自然に机に向かうようになり、学校の授業も真剣に取り組むようになるのです。

私たちは「自分の思い通りにならないこと」をストレスと捉えます。そうであるなら、始めから「こうなったらラッキー」と軽く思うくらいにすれば良いのです。そう。これが、ストレスを無くすための答えです。

(2) ストレスを無くすための三つのルール

ストレスという言葉を世に広めた生理学者ハンス・セリエは、「ストレスは人生のスパイスである」と語っています。つまり、ある意味においては、ストレスは自分を奮い立たせてくれたり、勇気づけてくれたり、元気にしてくれたりする刺激であり、そのおかげで人生を豊かにすることができるというのです。

しかし、筆者はちょっと違った考えを持っています。ストレスはストレスで、「良い」も「悪い」もありません。

よく、「プラス思考」が良くて、「マイナス思考」は良くないなどの、相反する対語が使われますが、そうではなく、物事の見方を変えるだけで、自然にストレスと感じなくなると思っています。「こうなったらラッキー」というスタンスで物事に当たっていれば、そもそも、ストレスは生まれてきません。あるがままの今を受け入れて、ストレスフリーの生活を送ることができるのです。

ストレスに縛られない生活を送ることは、それほど難しいことではありません。ちょっと、発想を変えれば良いだけです。

こんなたとえはいかがでしょうか。

家を出ると、小雨が降っています。今から試験会場に向かう受験生や、会社で気の進まないクレーム処理が待っているビジネスパーソンにとって、この雨は憂うつに感じられるかもしれません。しかし、今から素敵な彼氏や彼女とデートという人にとっては、この小雨もきっとさわやかなものに感じられることでしょう。

いったいこの違いは何なのでしょう。小雨は本当にストレスになるでしょうか。

前者の受験生の場合、数時間後の試験のために小雨をうっとうしいと感じたわけですから、ストレスとなるのはむしろ小雨よりも試験の方でしょう。その試験も「落ちたらどうしよう」と、深刻な顔をしている受験生にとってはストレスになっても、「資格をとって、活躍するぞ」と、ワクワクしながら会場に向かう受験生にとっては、ストレスといえないことは容易に想像つくでしょう。

何かおかしい、と感じませんか。はい、まさしくそうなんです。

このように、ストレスは、あると思えばあるし、無いと思えば無いもので、「ほら」と、誰もが手にとって見えるものではないのです。

特に精神的ストレスは自分の心がつくり出すものです。ストレスだとあなたの心が感じるから、ストレスとして存在しているだけの話なのです。

あなたのご主人、またはあなたの奥さんのことを考えてみてください。当然、欠点の一つや二つはありますよね。今では奥さんの寝姿を見ながら、「ああ、この結婚は失敗だった」と嘆いていらっしゃるかもしれませんが、結婚前には、その欠点がしっかり見えていましたか。むしろその欠点を「かわいいな」と思っていませんでしたか。「うるさいな、本当によく喋る女だ」が、結婚前には「明るくて、楽しい女性」ではなかったでしょうか。

あなたを見て、いつも嫌味ばかりを言う上司。本当に嫌な人と思えばその通り、「嫌な人」というストレスになります。しかし、私のことをいつも気にしてくれているから、あれこれ声をかけてくれているのだ、と思えば、逆に感謝の気持ちも生まれてくるはずです。

このように、自分がストレスと感じた瞬間に、それはストレスになってしまいます。結局は、自分の受け取り方次第なのです。

では、ストレスに悩まされない生活を送るために、頭の使い方をちょっとだけトレーニングしてみましょう。例を挙げながら進めますので、ぜひ、日常生活の色々なシーンで役立ててみてください。

①今できる、目の前のことを淡々とこなしていこう

たとえば、いつも会社内でお茶汲みばかりさせられている女性がいたとしましょう。毎日、毎日、お茶をいれることが彼女の仕事。同期入社した男性社員は重要なプロジェクトに関わり、やりがいのある仕事をしているというのに、彼女の仕事といえばお茶汲みか、あるいはコピー取りばかりの雑用係。

「あ～あ、嫌になっちゃう。どうしてアタシばっかりお茶汲みなの……」

彼女は心の中でこんなことを思っています。

「もっとやりがいのある仕事をしたいのに、どうして私には仕事を回してくれないんだろう。もう、こんな男女差別する会社はイヤッ！　いつでも辞めてやる！」

そんな不満が、彼女の心の中で日に日に大きくなっています。

しかし、ここでものの見方をちょっと変えてみましょう。すると、こんなふうに考えることもできますよね。

「どうせお茶をいれるなら、みんなにおいしく飲んでもらおう。お茶のいれ方を色々工夫してみよう」

「どうやったらきれいなコピーが取れるのかしら。みんなが使いやすいようにするにはどのようにすれば良いのかな」

やりがいのある重要な仕事であろうと、お茶汲みやコピー取りであろうと、今、自分に与えられた仕事であることに変わりはありません。

それを「あの人は、あんなにやりがいのある仕事をしているのに、どうして私だけ……」というように否定的で後ろ向きなことを考えるのは、目の前の仕事に一所懸命取り組んでいない証拠です。

そんなふうに考えていては、決して現在の状況が変わるわけはありませんし、自分が軽く見ている目の前の仕事さえもおざなりで済ませてしまっているのですから、未来は好転していきません。

「こんなはずじゃなかった」とか、「今の仕事は一生の仕事ではない」とさっさと会社を辞めてみても、おそらく、彼女にあった仕事は永久に見つからないと思います。

そうではなく、今、自分に与えられたことに対して積極的に取り組めば良いのです。目の前にある、「今、自分がやるべきこと」に誠心誠意取り組めば、他のことに目移りして、不必要にイライラする暇はなくなります。

出社してきたばかりの人たちに出すお茶、仕事中に出すお茶、外出先から汗を拭きつつ帰ってきた社員に出すお茶、もちろん、みな同じお茶で良いわけはありませんよね。「おはようございます」「ご苦労様でした」と笑顔と共に出すお茶で、あなたの人柄、能力すべてが伝わることを忘れないでください。

そうやって丁寧な仕事をしているあなたの姿が上司の目に留まり、やがては大きな仕事を与えられるかもしれませんが、それよりも、今大切なことは、思い通りにならないことに不満を持つのではなく、今、「ありのままの自分」を受け入れること。そのためには、目の前にある仕事を、ニコニコと明るい気持ちで取り組むことが肝心なのです。

②感謝の気持ちを持つ

会社へ行けば「今月の売上げはどうだ」「ノルマは達成できたか」と、ことあるごとに上司が口うるさく発破をかけてきます。室内の壁には、その月の売上げ実績が張り出され、全員の成績が一目瞭然。給料の査定も、上司の評価も、すべて数字で判断される……。

最初は張り切って「よし、目標を達成するぞ！」と頑張っていたあなたも、毎日毎日、上司からせっつかれていては次第に焦りも芽生えるでしょうし、思うように成績が伸びなければ、ガッカリしたり、自己嫌悪に陥ったり、イライラが募ったりするかもしれません。

「どうしてあの上司は、いつも自分に対して辛く当たるんだ！」

そんなふうに、上司を恨むこともあるでしょう。こんな調子では、毎日会社へ行くことがとても憂うつになってしまいますし、会社を離れたプライベートでも、つい、仕事のことが気になってしまい、心から楽しむことが難しくなってしまいますよね。

こんな時は、ちょっとだけ発想を転換してみましょう。

相手を自分の思う通りにしようと考え、それが叶わないから、結果的にストレスとなるのだ、ということは、先ほどお話しした通りです。

しかし、自分の考え方を改め、「他の人を思い通りにすることはできない」というストレスから解放されたとしても、相手が自分に対して期待をし、自分を思い通りにしようとすることは相変わらず続くかもしれません。そして、自分が彼や彼女の期待に応えられなかったとき、彼や彼女は怒りや失望をあなたへ向けてくるかもしれません。

さて、こんなときはどう考えれば良いでしょう。

あなたは、「ああ、この人は自分のことを心配してくれているんだな」と、感謝をすれば良いのです。自分のことを心配し、気にかけてくれているからこそ、こうして毎日、わざわざ声をかけてくれているのだ、ありがたいことなのだ、と。

そんなふうに、「ありがとう」という気持ちで相手に接していれば、相手も必ず何か感じるはずです。しばらくは、相変わらずあなたを思い通りにしようとして小言を言い続けたり、時には理不尽なことで怒ったりすることもあるかもしれませんが、あなたがそれに対して卑屈になったり、落ち込んだりすることなく、毎日、感謝の気持ちを持って、淡々と自分に与えられた仕事をこなしていけば、相手の態度にもきっと変化が見られるはずです。誠意ある態度は、きちんと人に届くものなのですから。

先日あるテレビドラマで、こんな会話のやりとりがありました。

「営業のお仕事は長いんですか」

「入社以来、ずっとだよ」

「たいへんなお仕事ですね。ストレスも溜まるでしょう」

「ストレスだらけだよ。客は勝手な要求ばかりを言うし、会社は無理なノルマばかりを押し付けてくる。それでも昔は良かった。頑張れば、給料は上がった。やりがいがあった」

「今は、やりがいはないんですか」

「会社の為に頑張ってきた先輩たちが、次々とリストラされ、残ったのは使えない若造だけ。営業のイロハも知らない女が課長になる。こんな時代が来るとはな〜。あ〜」

この会社の状況が、手に取るようにイメージできるでしょう。一人の心の苛立ちは、容易に会社全体のストレスとなるのです。

管理栄養士さんと毎月行っているゼミで、「あなたにとって心地よい言葉とは」と質問したところ、堂々の一位がこの「ありがとう」でした。感謝の言葉「ありがとう」は、最高のコミュニケーションを築いてくれます。

組織の中でストレスの渦に巻き込まれないためには、誰に対しても、どんなことにも、「ありがとう」という感謝の気持ちでいることです。そうした素直に「ありがとう」と言える気持ちが、あなたをストレスから守ってくれる防御壁となるのです。

③「頑張る」から「顔晴る」へチェンジしよう
「君を見込んで言うんだが、この案件、よろしく頼むよ。絶対に成功させてくれ」

こんなふうに、上司から重要な案件を任されたとき、あなたはつい、こんなふうに返事をしていませんか？

「はいっ！　頑張ります！」

期待に応えようとすることは、もちろん良いことです。それは自分を成長させる機会にもなりますし、その案件が成功すれば、次のチャンスがきっとあなたにもたらされるでしょう。

しかし、この「期待に応えよう」とする気持ちが、もし、「頑張らなくてはいけない」「成功させなければならない」という過度なプレッシャーになってしまったら？　あなたの心はたちまち義務感でいっぱいになり、胃がキリキリしたり、脈動が速くなって血圧を上げてしまうでしょう。

「がんばる」は「頑張る」と書きますが、この文字は、「頑な」に「意地を張る」と読むことができますよね。

では、あなたがこの文字からイメージするのは、どんなタイプの人ですか？

字面から、「頭がガチガチに硬く、がむしゃらに自分のスタイルを押し通す人」というふうに取れませんか？

「意地を張る」とは自分のメンツにこだわるあまり、人の意見に耳を貸さなかったり、譲らなかったりすることを意味します。そう考えると、「がんばります！」と熱く宣言されても、「頑な」に「意地を張ら」れては周りの人たちにとっても困りものです。もちろん、頑張る本人だって疲れた体に鞭を打って無理をさせれば、途中で息切れしたり、ゴール間際でバタンと倒れてしまったりすることだってあるかもしれません。

そこで、筆者からの提案です。

これからは、「頑張る」ではなく「顔晴《がんば》る」と書くようにしませんか？

顔が晴れる、これはみんながニコニコと笑顔で明るい様子を意味しています。頑なに意地を張っている人には、もちろん笑顔はありませんよね。「顔晴る」人にはいつも笑顔があふれていますし、その笑顔は、ものごとを楽しく、前向きに取り組んでいる証です。

たとえ、ちょっと辛いことがあったときでも、ちょっと口角を上げて、無理やりでもかまいませんので笑顔をつくりましょう。すると不思議にも気持ちが晴れてくるはずです。そんなふうに、笑顔には感情をコントロールする力があるのです。

もちろん、その人の笑顔は周囲の人たちにも伝わりますから、周りにも良い影響をもたらすでしょう。

筆者は、管理栄養士さんとのゼミで、いつもこんなことを言っています。

「患者さんに栄養指導を行うとき、皆さんからストレスという言葉を出さないようにしましょう。その代わり、『がんばりやさんなんですね』と始めましょうね」とか、「奇をてらって『心身侵襲性症候群ですね』と言ってみましょう」とお話しします。この「心身侵襲性症候群」は筆者の造語で、ストレスを言い換えた言葉なのですが、いきなりこんな意味不明な単語が出て来ると、患者さんは「何ですか、それは」となります。これが、改めてストレスを認識し、その原因を考える取っ掛かりになるのです。

しかし、患者さんは、医師や管理栄養士から「あなたの病気の原因はストレスですよ」と言われてしまうと、「ああ、ストレスか、やっぱりね」と、妙に納得したような気分になり、自分がなぜ病気になったのか、考えることを止めてしまいます。

大切なのは、患者さん自身に、今、切れないストレスを持ち続けているから血圧が高くなっていることに、自ら気づいてもらうことです。そのストレスの原因を探り当てることが、血圧を正常に戻すためには絶対に必要なことだからです。

そこで、使うのが「がんばり過ぎ」という言葉です。

これはもちろん、「頑なに意地を張る」方の「頑張る」の意味合いで使っています。

頑張り過ぎの人は、自分の心と体が悲鳴を上げていることにも耳を貸さず、常に「頑な」に「意地を張って」、自分の道を突き進んでしまいます。そうした状態が長く続くと、やがてあらゆる感覚が麻痺してしまうのですね。体に何らかの不調が出たとしても、それをつい見逃してしまう。あるいは、不調を認識したとしても、その原因が頑張り過ぎだったとは気づかない……。

近年は、政治も経済も混沌とし、晴れ間の見えないストレスの多い社会だと言われています。子どもから大人まで、ストレスが原因で病気にかかる人の数も、一昔前に比べて格段に増えています。

そのストレスを引き起こす最大の要因が、この「頑張り過ぎ」です。

ですから、これからは「頑張らなくちゃ！」という局面に立ったら、深呼吸をして気持ちを落ち着け、「顔晴る！」と口角を上げ、笑顔をつくってみましょうよ。

ちょっと歩道に上がって、車道の真ん中を、肩肘張って歩いている自分自身の姿を客観的に眺めるのです。そうすれば、自分がいかに無理をしているのか、大きなストレスを感じているのか気がつきます。先ほどお話ししましたように、自分がストレスと感じた瞬間に、今まで何ともなかったものがストレスになることもある一方で、ストレスはその存在に気づいた途端に、スーッと消えていくものでもあるのですね。

笑顔があふれれば、ドキドキしていた心臓は次第に治まり、ぐんと高くなっていた血圧も、やがて適度なところへ落ち着いてくるはず。笑顔は心のあり方だけでなく、体の状態もコントロールしてくれるのです。そんな笑顔のもつパワーを、上手に活用しない手はありません。

「頑張る」から「顔晴る」へ――。

これこそ、ストレスと上手に付き合っていくための生活の知恵であり、また、健やかな心身を育むヒントだと思うのです。

第4章

健康サイクルのすすめ
「入れる―まわす―出す」で血圧をコントロール

「入れる―まわす―出す」の健康サイクルとは

私たちは、何も食べないで生きていくことはできません。毎日食事として摂り込んだものを、消化・吸収し、生きるために必要な様々な栄養素を活用することで、健康を維持しています。

小腸から吸収された栄養素は、血液に乗せられて体の隅々まで回ることになります。

血液は様々な物質を運搬する役割を持っており、食べ物から得た栄養素のほか、鼻から吸い込んだ酸素や、内分泌腺で合成されたホルモンなどを全身の細胞に届けます。さらに、それらを送り届けた後は、不要となった尿素などの老廃物や、生成された二酸化炭素を回収する役割も担っています。

血液によって集められた不要な物質は、尿や汗として体外へ排泄されたり、呼気として鼻から吐き出されたりしています。また、腸から吸収されなかった成分などは、便としてほぼ毎日、排泄されています。

こうした活動を図に書き表わしてみると、体内に摂り入れ、血液に乗せて体中を回り、それから体の外へ出すという行為が一つのライン上に描かれていることに気づきませんか。

まず、食べ物や酸素を体内に「入れる」、それから、血液に乗せてそれらを「まわす」、そして不要となったものを老廃物として「出す」。つまり、これらの「入れる―まわす―出す」というのは、「入れる」から「まわす」へ、そして、「まわす」から「出す」へと、次々とバトンが手渡されていくような関係性を持っているのです。

ここで大切なことは、「出す」が関係性の最終地点ではなく、再び「入れる」へとバトンを受け渡しているということです。

たとえば、女性や高血圧症の人に便秘症で悩む人が多く見られますが、便秘になるとお腹が張って苦しくなりますよね。一日や二日ならまだしも、これが四、五日続くと、それほど食事を摂っていなくてもお腹が張る、お腹が痛むなどの不快感がストレスとなり、とても食事どころではありません。

しかし、毎日すっきりと排便できれば、お腹も健康的に空いてきますし、食事が待ち遠しく楽しいものになるでしょう。快食快便は次の快食快便へとつながります。

このように、「古いものを出さなければ、新しいものを入れられない」というのは人体の普遍的な約束事のようです。もっと解りやすいのは、酸素と二酸化炭素の関係でしょう。ひたすら酸素を吸い続けることはできません。たちまち苦しくなりますので、「二酸化炭素を吐き出す」という行為を加えなければ、酸素を吸うことはできないのです。

ということは、「入れる―まわす―出す」という一連の行為は、「出す」から再び「入れる」へ戻り、グルッと円を描いているということになります。このサイクルのことを筆者は「健康サイクル」と名付けました。なぜなら、このサイクルは人が生きている限り続くものであり、健康的な生命活動を支えている大切なシステムであるからです。

もし、このサイクルがスムーズに回らなくなってしまったらどうでしょう。

まず、サイクルの「入れる」ことに原因がある場合を考えてみましょう。「入れる」とは食べ物や酸素を体内に摂り入れるということでしたね。さらに、取り入れられた熱も血液に乗って体内を回ります。入浴したり、日光浴をしたり、あるいは食べ物を摂取したりすることで体内に取り入れた熱は、血液とともに体中を回り、人体の体温を一定に保っています。

もし、この「入れる」ものが体に相応しくないものだったらどうなるでしょう。食べるものといえばインスタント食品やファーストフードのハンバーガーばかり。米や野菜や魚はほとんど摂らず、小麦粉と砂糖と油だけがどんどん摂り込まれていきます。

当然、体をつくるのに必要な栄養素は不足してしまいますし、同じものばかり食べていれば、いつまでたっても足りない栄養素は体内へ入ってきませんよね。そうすれば、エネルギー量は一日の摂取基準を満たしているのに必須栄養素が足りておらず、「飽食時代の栄養失調」になってしまいます。実は、これが糖尿病などの生活習慣病の原因にもなっています。体内へ入れる食べ物は、食べる「価値」のあるものでなければならないということは容易にご理解いただけるでしょう。

次に、サイクルの「まわす」がトラブルを起こした場合のことを考えてみましょう。

「まわす」の不具合には、血液の流れが滞るケースが考えられます。もし、何らかの原因によって血管の一部が詰まってしまえば、その部分で栄養素や酸素、熱はストップしてしまいますから、もう、そこから先には循環しないことになってしまいますよね。そうすれば、その下

図表 4-1　健康サイクル

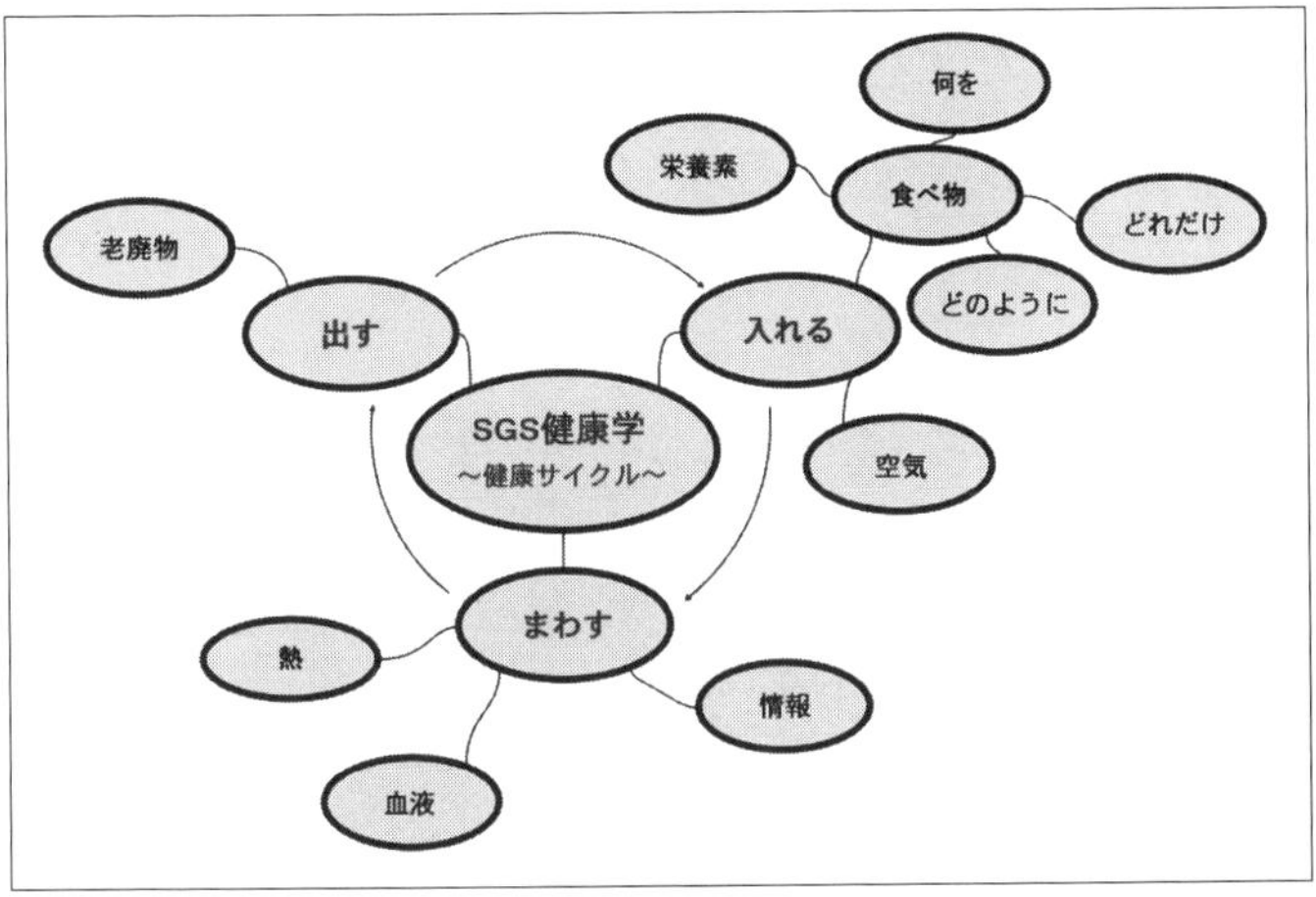

流にある細胞はやがて死滅してしまう恐れがありますし、また、血液が流れにくくなり、細胞に十分な酸素が行き届かなければ、嫌気性の性質を持つがん細胞が、たちまち増殖してしまうかもしれません。

高血圧症も、血液の回りに異常があることから起こる病気です。ということは、血液が順調に流れている限り、高血圧症をはじめとした血液循環に関する不調は起こらないことになりますよね。そこで、いかにして血液をスムーズに回すかということが、健康の重要な鍵になるのです。

それから最後にサイクルの「出す」のトラブルですが、これは先ほどお話した便秘などの場合が考えられます。便は、食べ物の未消化物や腐敗物、体内老廃物や大腸菌などからつくられているので、正常に体外へ排泄されないと腹部の圧迫感だけではなく、肌荒れ、頭痛、肩こりなどの症状となって現れ、さらには大腸がんなどの重大な疾患に発展してしまうことがあります。

このように考えると、「入れる―まわす―出す」のいずれの部分がトラブルを起こしても、体にとっては重大な影響を与えることがわかります。つまり、このサイクルがクルクルと順調に回り続けて、初めて私たちの健康が維持されているといえるのです。

この章では、こうした「健康サイクル」をいかにスムーズに回転させるかということについて、説明していきます。まずは「入れる」から、そして「まわす」「出す」と、三つに分けてお話ししていきますので、それぞれの役割をきちんと理解し、ぜひ、皆さんの日常生活に役立ててみてください。

健康サイクル「入れる」――血圧を下げる食べ物

1　私たちの体は食べたものによってつくられている

あなたは、今日、どのようなものを口にされましたか。

「えーと、朝は菓子パン、昼はファーストフードでハンバーガーとポテトとジュース、それから夜はコンビニのお弁当、そしてデザートにはアイスクリーム……」

もしかして、こんな食生活をしている人はいませんか。

「美味しいから」「好きだから」という理由で、ファーストフードやスナック菓子をポンポンと口の中へ放り込んでしまう生活は、必ず大きな代償を伴います。

無意識の行動は、知らないうちにどんどんエスカレートしていきますし、お腹が空いたらファーストフードショップでハンバーガー、小腹が空いたらスナック菓子、というように、空腹を満たすための選択肢が非常に限定されているのですから、不足している栄養素はいつまで経っても体の中へ入ってきません。

本来、動物には、今、自分に不足している食べ物を体が自然に教えてくれる機能が備わっています。たとえば、頭を使った時は甘い物、疲れた時は酸っぱい物が欲しくなりませんか。野菜が摂れていないときには、自然に「野菜をたっぷり使った料理が食べたいな」と思うでしょうし、パンやパスタが続けば「ああ、お米が食べたいな」と感じるでしょう。

しかし、ファーストフードやスナック菓子を食べ続ける生活では、食事の選択肢がそれらだけに限られてしまいますから、やがては、「今、必要な食べ物は何なのか？」と気づかせてくれる大事な感性まで失ってしまいます。その結果、毎日同じ食べ物ばかり繰り返し摂取してしまう。これが、「飽食時代の栄養失調」といわれる実態です。

甘いお菓子やインスタント食品、清涼飲料水などは、確かに食べ慣れた舌には美味しく感じられるのかもしれません。しかし、その中には人に必要な必須栄養素がほとんど含まれていませんよね。筆者はこうした食品のことを「カラリー食品」と名付けました。これは、食物のエネルギー量を表わす単位である「カロリー」と、からっぽの「カラ」を掛け合わせたダジャレです。甘いお菓子やインスタント食品などは、「カロリー」になるものばかりで、結局、体をつくったり、代謝を行ったりするのに必要な必須栄養素は「カラ」なのですから。

こうした食品ばかり食べていれば、体に不調が出てくるのは当然です。偏った栄養素しか含まれておらず、その代わり、化学薬品である添加物だけはたっぷりと混ぜ込まれているのですから、まさに、「お菓子ばかりでおかしな体」になってしまうのです。

私たちの体は、食べたものからつくられているという事実を、どうぞ忘れないでください。体は約六〇兆個の細胞でできており、毎日、約1兆個の細胞がつくり替えられています。そして、この細胞の元となるのがたんぱく質やミネラルなどの栄養素なのです。「カラリー食品」ばかり食べていたのでは、そうした栄養素が不足し、正常な細胞、組織、器官がつくられません。やがて体のあちこちにガタが来てしまうということは、容易に想像がつきますよね。

今はまだ若いからといっても、いつか必ずツケがまわって来るものです。そして、それに気づいても、時既に遅しということもあるかもしれません。ですから、「まだ、若いから大丈夫」ではなく、「若いからこそ気をつける」という意識を持つことが必要なのです。

「生命素」は命の素

さて、私たちが健康を維持するために必要な栄養素は、体の中で必要に応じてつくられるも

図表 4-2　生命の鎖

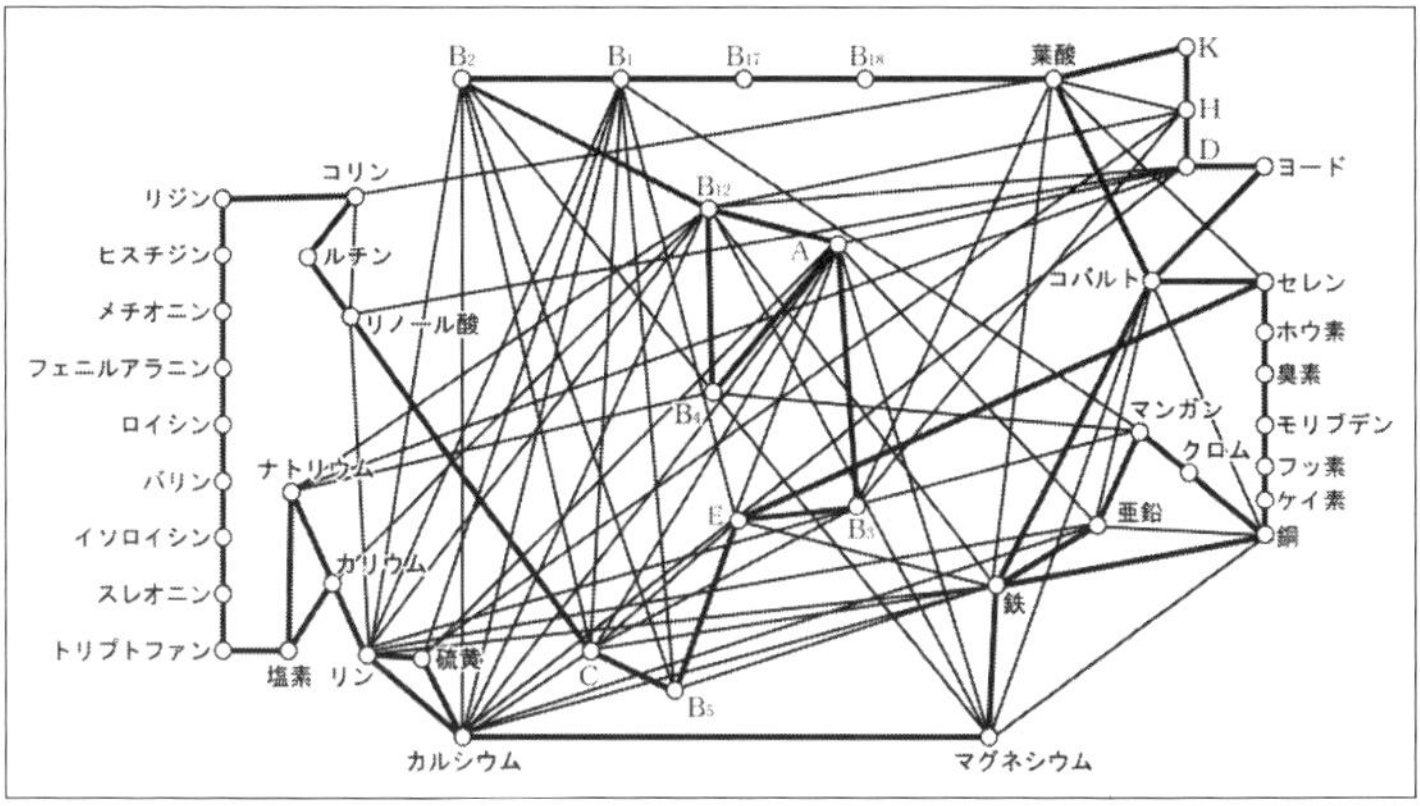

のと、体内では合成できないために食べ物から必ず摂取しなければならないものの、二つのグループに大別されます。

これらのうち、後者には約五〇種類ほどの栄養素があり、一般に「必須栄養素」と呼ばれています。そして筆者は、こうした「必須栄養素」が生命を支えているのだ、という意味合いから、これら五〇種類の栄養素のことを「生命素」と呼んでいます。まさに「生命」の「素（もと）」というわけですね。

ビタミンB群の一つであるパントテン酸の発見者としても有名な、アメリカのロジャー・ウィリアムズ博士は、これら必須栄養素が持つ相互の関連性に着目し、上の図のような「生命の鎖」を提唱しています。よく見てみると、一つの栄養素名のところからたくさんの線が伸びていて、いろいろな栄養素と結びついていますよね。これは、その栄養素が正しく機能するためには線で結ばれている栄養素の存在も必要であるということを意味しています。

たとえば、左下にあるナトリウムは、塩素と結合して食塩になりますし、ナトリウムを細胞外や体外に排泄する際にはカリウムと協同する、というように、栄養素は互いに関連しあって機能を発揮することができるのです。

ロジャー・ウィリアムズ博士は、必須栄養素の持つ関連性について、次のように定義しています。

1. 必須栄養素に優先順位はない。すべてが必要不可欠のものである
2. どの必須栄養素が欠けても、代謝機能は低下する
3. 一つの必須栄養素を大量に摂取しても効果はない。むしろ、マイナスに作用することもある

つまり、約五〇種類ほどある必須栄養素はどれもみな、不可欠のもので、食べ物から常に一定量を補充していかなければならないということです。

現在、特に患者数が激増しているといわれる生活習慣病ですが、その原因は、実はこれら「生命素」が過不足の状態に陥ったことによるものです。ロジャー・ウィリアムズ博士による定義の二番目に、「どの必須栄養素が欠けても、代謝機能が低下する」とありますよね。この

「代謝機能の低下」こそ、肥満や糖尿病、脂質異常症など、いわゆる生活習慣病の原因であると博士は断じているのです。もちろん、その中には「高血圧症」も入りますから、必須栄養素の欠乏は高血圧症の原因でもあるといえるのです。ここをしっかりと理解してください。

ということは、「食べる量」を減らしたり増やしたりする、エネルギー（カロリー）計算中心の食事では、欠けている「生命素」はいつまでも補充されず、ますます症状が悪化してしまうことになりますよね。

では、どうすれば良いのか。それは「食べるもの」を根本から変えて、「生命素」を過不足なく摂取できる食生活に切り替えることです。つまり、少なくともそれらの食品を摂っておけば、体に必要な「生命素」はきちんと確保できるという食べ物を日常的に摂るようにすれば良いのです。

普段、ファーストフードのハンバーガーを常食している人が、食べる量を三個から二個に減らしたところで、入って来る「生命素」の種類は同じなのですから、不足している「生命素」はいつまで経っても入ってきません。肝心なことは、食べ物を完全にシフトすること。そのためには、自分が日頃、どういった食生活を送っているのか、改めて振り返ってみることが大切になってきます。

それでは、「生命素」をしっかり摂取するためには、一体、どのような食事を摂れば良いのでしょう。

「粗食」ではなく「素食」を

まず、筆者が皆さんにご提案したいのは「素食」という考えです。

「そしょく」という言葉を聞いたことがありますか。「聞いたことがあるよ」という人でも、おそらくほとんどが「粗食」という漢字を頭の中に思い浮かべるのではないかと思います。

しかし、筆者はこうした食事こそ、生命の「素（もと）」になる「生命素」を摂るのに相応しいものだと考えて、「素食」という漢字を使っています。「粗」という字には「粗雑」や「粗い」というちょっとネガティブな意味合いも含まれていますが、これが「素」に変わると「命の『素』」といったふうに、本来、私たちが摂るべき食事の核心をつく言葉に変わってきます。

「粗食」という言葉は一般的に、贅沢な食事に対するアンチテーゼのような役割で使われていますよね。肉などの動物性食品に偏り過ぎている贅沢な食事を見直して、多少質素であっても、バランスの取れた日本の伝統的な食事のよさを見直そうという意味合いで使われることが多いように思います。筆者もこの考えには賛成ですし、極端に考え方が異なるわけではありません。

しかし、中には粗食を「玄米正食」や「マクロビオティック」と混同されている人がいます。これは「玄米と豆類と野菜の組み合わせがベストで、動物性の肉や乳製品を一切口にしない」という考え方ですが、筆者は、これは間違いだと考えます。

確かに、動物性食品の摂り過ぎは体に負担をかけますが、中には動物性食品にしか含まれていないビタミンB_{12}のようなものもありますから、これらを一切摂らない生活では、「生命素」は不足してしまうことになります。

さて、それでは「素食」の内容について考えてみましょう。どういった食事を摂っていれば、命の「素」となるべき栄養素を摂れるのでしょうか。

筆者の考える「素食」とは、米を主食とし、食物繊維が豊富に含まれている豆類や野菜類に、少量の動物性食品が加わった食事です。これが栄養学的にみても優れている食事ということになるのです。

これに最も近いものが和食でしょう。少なくとも健康的な食事のヒントが、日本の食卓にあるということを、私たち日本人はもっと自覚しても良いのではと思います。

「全体食」で栄養素を丸ごといただく

「生命素」を余すことなく摂取するには、「全体食」をいただくという考え方が大切です。

全体食とは、食材を丸ごと食べるという意味合いで使われており、たとえば魚なら頭からしっぽの先まで残さず食べるのが良く、また、大根やにんじんなどの根菜類は土の中に埋まっている部分だけを食べるのではなく、地上に出ている葉っぱまで残さず食べようというものです。

これは、食物というものは、葉っぱや根っこなどすべて含めて一つの生命体であり、それらを残さずいただくことで、食物の持っている栄養素を余すことなく吸収できるという考えから来ています。実際、通常は剥いてしまいがちな野菜の皮の部分にもしっかり栄養素が含まれていますし、たとえば、じゃがいもや里芋などの芋類は、皮をむいてしまったらいくら地中に埋めても芽は出ません。つまり、皮のある芋にはきちんと生命が宿っているということなのです。

魚を食べるときも同様で、頭からしっぽまで丸ごとひっくるめて一つの生命体だったのですから、一匹すべて食べれば、魚が持つ「生命素」をまんべんなくいただくことができますよね。丸ごと食べるには、まぐろやかつおといった大型の魚では無理があります。これは、どうしても切り身で調理せざるを得ません。そうなると、骨や内臓に多く含まれている栄養素はいつまで経っても体内へ入って来ないことになってしまいます。

そう考えると、どんな魚を食べれば良いのかということが、おのずとみえてきませんか。そうです。小魚を頭からしっぽまで丸ごと食べれば良いのです。

煮干しやめざしなどの小魚であれば、一度に何匹でも食べることができますし、それだけたくさんの生命素をいただくことができますよね。小えびや貝類なども同様に、生命素をしっかりと持った全体食ですから、ぜひ、進んで摂りたい食材です。

そして、全体食という観点からもう一つみえてくるのが、「肉より魚を食べる方が、全体食に向いている」ということです。

豚一匹、牛一頭を丸ごと食べるというのは、どう考えても無理があります。世界には豚一匹を丸焼きにして、皮も内臓もすべて食べる風習を大切にしている地域もありますし、日本の沖縄でも豚を丸ごと解体して、頭からしっぽ、足まで余すところなくいただく風習が残っています。しかし、こうした食事を日常的に行うというのはやはり難しいものがあります。

ですから、全体食では、「肉より魚」がベストということになるのです。

私たちの「命の素」になる食事ですから、食材の命を丸ごといただくのが一番手っ取り早く、簡単です。そうした食事を前にすれば、当然、「いただきます」という謙虚な気持ちが生まれるでしょうし、食べ終わった後には、「ごちそうさまでした」という感謝の気持ちも出るでしょう。こうした感情が自然と湧き出て来る食事こそ、本当に私たちに望ましい食事といえるのです。

2　高血圧症と薬、食べ物の関係

私たちの体は食べたものでつくられているのですから、食べ物の中の栄養素や特殊成分（嗜好成分）の過不足が、高血圧症を招いている原因ともいえます。もしそうであるなら、食べ物を変えれば高血圧症を改善できるということになりませんか。食べたものの結果として今の自分の体があるのですから、食べ物が変われば体も当然、変わるはずですよね。

また、第2章で薬を使った高血圧症の治療法についてお話をしましたが、実は、そうした薬に頼らなくても高血圧症を改善することは十分可能なことなのです。

食べ物には、様々な栄養素や特殊成分が含まれています。この中には薬理効果を持つ成分も豊富にありますので、この天然の成分を利用しない手はありません。ここでは、薬による高血圧症の治療と関連させ、その機序と同じ働きをする食べ物についてみていきましょう。

これから紹介する食べ物や栄養素、特殊成分は、薬効成分のみを化学的に合成した薬と違って、即効性のあるものではありません。むしろ、即効性がないからこそ、安心して食べ続けられるのです。食事の度に、血液が一気にドロドロになったりサラサラになったり、血圧が極度に上がったり下がったりするようであれば、それは非常に危険なことです。

また、食べ物は、決して単体だけで効果を発揮するものではありません。成分の吸収率を高めたり、作用を発揮したりするためには、組み合わせて摂ることが大切です。効果はゆっくりと、確実に出てきますので、あせらず続けてみてください。

降圧薬と同様の働きを持つ栄養素・食べ物

それでは、どういった食べ物を積極的に摂取するのが良いのか、具体的なお話に入る前に、もう一度、降圧薬について簡単にまとめてみますね。高血圧薬は大きく三種類に分けられます。

1.「血管拡張薬」　血圧は末梢血管が収縮するために上昇しますので、その仕組みを応用し、血管を収縮させないことで血圧を下げようとする薬です。カルシウム拮抗薬、ACE阻害薬、ARBがあります。

2.「利尿薬」 血液中の水分量を減らし、同時にナトリウムを尿と一緒に排泄することで血圧を下げようとするものです。

3.「交感神経抑制薬」 交感神経の興奮が高まると、心臓の拍動が速くなったり、末梢血管が収縮したりして血圧が上がります。この交感神経の働きを抑えようとする薬です。第2章では説明していませんが、β遮断薬、α遮断薬の二つがあります。これは、ノルアドレナリンの働きを阻害するためのものです。

①血管拡張薬と同じ働きを持つ栄養素・食べ物

それでは、「血管拡張薬」と同じ働きをする栄養素、食べ物を考えてみましょう。

血管の筋肉である平滑筋が収縮すると、血液の通り道が狭くなるため血圧が上昇します。この筋肉の収縮は、図表2-15（2章94ページ）のように、カルシウムが筋肉細胞の中に入ることによって起こりますので、「カルシウム拮抗薬」は、この平滑筋にあるカルシウムチャネル（通路）の働きを拮抗（阻害）して、細胞の中にカルシウムが入るのを抑えてしまいます。そのため、血管が収縮できなくなり、血管は拡張した状態のままですから血圧は上昇しません。

したがって、この「カルシウムに拮抗する」という働きは、カルシウムの持つ働きを阻害するとか、小腸でのカルシウムの吸収を邪魔しようとするものではないことをご理解ください。

そこで、この「カルシウム拮抗薬」を飲むと血圧が下がるという高血圧症の人は、毎日、カルシウムを十分に摂取することをお勧めします。

「え、そんなバカな。カルシウムを摂ると、かえって血圧が上がってしまうのでは」と心配する人がいらっしゃるかもしれませんね。そこで、ちょっと専門的ですが、「カルシウムパラドックス」というお話をしてみましょう。

「カルシウムパラドックス」が高血圧を引き起こす

「腎結石」「尿路結石」という言葉を聞いたことがある人も多いでしょう。これらは文字通り、腎臓や尿管にカルシウム塩という石ができてしまう病気です。これが尿管を移動するたびに、疝痛という息ができないくらい強烈な痛みが襲ってくるという特徴があります。この原因は何だと思いますか。そう、腎臓に石ができるくらいだから、カルシウムの摂り過ぎだと誰しも思うことでしょう。ところが、むしろカルシウム不足の人に起こるものなのです。

食事から「**カルシウム**」が十分に摂れている人は、食後一時的に血清カルシウム濃度が上がりますが、喉にある甲状腺から分泌されるカルシトニンというホルモンによって、余剰分は骨に摂り込まれ、貯蔵されていきます。血液中のカルシウム濃度は九～一一mg／ccと、一定に保たれる仕組みになっているからです。

成人の体には体重の約二％前後（約一二〇〇グラム）のカルシウムがあり、その九九％は骨や歯などの硬組織にリン酸カルシウムという形で存在しています。そして残り一％が体液にありますが、その大部分が血液中にカルシウムイオンとして溶け込んでいます。人体内でのカルシウムの活動は、すべてこの一％のカルシウムイオンが行っているのです。

一方、食事からカルシウムを十分に摂れない人は、血清カルシウム濃度を維持するために、副甲状腺（上皮小体）からパラソルモンというホルモンを分泌します。このホルモンは、骨からカルシウムを溶出して血液中のカルシウム濃度を一定にしようとしますが、これには微調整がきかないという特徴があります。そのため、必要以上に骨からカルシウムを溶かし出してしまいますので、血清カルシウム濃度は一気に上がってしまいます。

ちょっと横道にそれますが、このホルモンは女性にとって重要なものです。妊娠時、母親から胎児にカルシウムをプレゼントするため、母親の骨に貯蔵してあるカルシウムを大量に溶出させる仕組みがあります。非妊娠時は女性ホルモンであるエストロゲンがこれを抑え、パラソルモンを出しにくくして骨からのカルシウムの溶出を防いでいます。しかし妊娠時や特に閉経後には、エストロゲンの分泌量が減少しますので、この抑えが外れ、骨からカルシウムが徐々に抜け出して、骨粗しょう症を発症しやすくしてしまいます。

話を元に戻しましょう。このパラソルモンによって骨から必要以上に溶出されたカルシウムが、先ほどの腎結石や尿路結石をつくるわけですが、同様に、血管内や脳の中など、必要以上にカルシウムがあっては困るところにも入り込んでしまいます。骨からはカルシウムが出て行く一方、血管などではかえってカルシウムが増えてしまうことを、カルシウムパラドックスといいます。

血管内にカルシウムが増えると、血管の収縮が強くなり血圧が上昇しやすくなります。さらにこれが続くと、カルシウムが沈着し、血管は硬くなって動脈硬化になりかねません。

このように、カルシウムが不足している人はカルシウムパラドックスが起こり、自然に血圧が高くなることをご理解いただけたでしょうか。そこでわざわざ副作用のある薬を一生飲み続けるよりも、カルシウムをしっかり摂ることの方が理に適っているのです。カルシウムパラドックスが起きなければ、高血圧症は予防できることがおわかりでしょう。

牛乳は決して悪くない

それでは、一食当たりのカルシウム含量が多い食品をみていきましょう。乳製品では**ヨーグルト**、**スキムミルク**、**牛乳**、魚類では**さけの骨の缶詰**、**わかさぎ**、**いわしの丸干し**、**しらす干し**、**いかなご**、**桜えび**、緑黄色野菜では**小松菜**、大豆製品では**がんもどき**、**木綿豆腐**、海藻類では**干しひじき**、種実類では**ゴマ**などがあります。ただし、腸管からの吸収率は、牛乳は約四〇%、小魚は約三〇%、野菜は約二〇%と案外低いので、カルシウムの吸収を促進する働きを持つビタミンDや乳糖を一緒に摂るようにしたいものです。

最近は牛乳を悪の権化のように言う人たちがいますが、豊富な栄養素を含むものを非難することはナンセンスです。確かに加工したものですから、生乳よりも栄養価が落ちるのは当然ですし、牛乳に含まれている乳糖を分解するラクターゼという酵素がもともと少ない人は、お腹がゆるくなるのも仕方ありません。そんな人はヨーグルトやチーズを利用してはいかがでしょうか。もちろん何でも食べ過ぎ飲み過ぎは良くありませんが、一日コップ一杯の牛乳を飲む程度なら、飲まない人よりもカルシウムパラドックスを起こさなくなり、血圧も安定します。

また、カルシウムの吸収を妨げるリン酸の同時摂取を控えることも肝心です。スナック菓子や炭酸飲料には、リン酸がたくさん含まれています。砂糖水に染料や食品添加物という薬を溶かし、リン酸の多い清涼飲料水が大変危険であるにも関わらず、一体どれだけ飲まれていることか。これではせっかく牛乳を飲んでも、無駄になってしまいます。

お門違いの情報に踊らされて、罪悪感を持って牛乳を飲むことはありません。楽しくいただけば良いでしょう。

高価で発がんリスクも指摘される血管拡張薬

次に、「高血圧治療ガイドライン２００９」がお勧めする血管拡張薬、ＡＣＥ阻害薬、ＡＲＢです。

図表2-16（2章97ページ）のように、血液中にはアンジオテンシノーゲンという物質が含

まれていますが、これが腎臓から分泌されるレニンによってアンジオテンシンⅠ、さらに血管の内皮細胞でつくられる変換酵素ACEによって、アンジオテンシンⅡとなります。アンジオテンシンⅡには強力な血管収縮作用があり、これが血管の受容体に結合すると血圧が上昇してしまいます。そこで、アンジオテンシンⅡがつくられる量を少なくするタイプのACE阻害薬と、アンジオテンシンⅡが血管の受容体に結合するのをブロックするタイプの受容体拮抗薬ARBが高血圧症の治療に用いられているのです。

しかし、薬価が利尿薬の約二五倍もし、発がんリスクが懸念されているARBに、それに見合うだけの効果があるのでしょうか。

そこで、この「ACE阻害薬やARB」を飲むと血圧が下がるという高血圧症の人は、毎日、適量の酢を料理に使われることをお勧めします。

・酢

酢には血圧を低下させる作用があり、優れた天然の降圧薬といえます。ACE阻害薬には、強力な血圧降下作用を有するカプトプリルという合成ペプチドが使用されていますが、高価な上に、副作用として肺のブラジキニン増加による空咳や発疹、味覚障害などがあります。

酢の中には、このカプトプリルと似たような働きをする天然のペプチドが存在しており、特に、鹿児島県薩摩地方でつくられる黒酢のジペプチドあるいはトリペプチドには、昔から血圧を下げる作用があることが知られています。

その他、天然たんぱく質由来のＡＣＥ阻害ペプチドとして、魚肉ペプチドである「**かつお節オリゴペプチド**」「**イワシペプチド**（サーデンペプチド）」などや、牛乳カゼイン、大豆グリシニン、小麦グルテンに由来するものなどが報告されています。

また、酢には利尿作用もあり、尿の出を良くすることで血圧を下げる効果も出てきます。

このように、酢は、ぜひ上手に活用したい食品ですが、大切なのは、必ず「米酢」のような本物を使うことです。本物には有機酸や天然のアミノ酸が豊富に含まれており、風味が良いという特徴があります。

現在、国内で最も大量に流通している酢は、「アルコール酢」です。一般に醸造酢といわれているものの中には、この酢が多いのでご注意ください。これは、九五％のエチルアルコールを原料とし、水で薄めて酢酸発酵させたものですから、有機酸やアミノ酸などはあまり含まれていません。この酢は短時間で製造できるので、価格を安く設定できます。

次に多いのが「合成酢」です。これは石油から作った氷酢酸を水で薄めて、化学調味料などで味付けしてつくります。化学合成品ですから最も安価ですが、栄養的にはみるべきものがありません。

どうぞ、本物の酢を使った料理を楽しんでください。お寿司、酢の物、マリネ、ピクルスなどで、毎日大さじ一杯分を目安にされると良いでしょう。

・乳たんぱく

血圧の上昇を抑える成分として、「特定保健用食品（通称トクホ）」に用いられているものに「**ラクトトリペプチド**（ＬＴＰ）」があります。ヨーグルトなどの発酵乳から得られるペプチドで、乳酸菌がつくり出す酵素によって、乳たんぱく質カゼインが分解され、アミノ酸が三つ結合した天然成分です。これがＡＣＥの働きを阻害し、血圧の上昇を抑圧します。

同じく特定保健用食品で、牛乳たんぱくを加水分解してつくられた、アミノ酸一二個の「**カゼインドデカペプチド**（ＣＤＰ）」も同様の機能を持っています。

これらのペプチドの効果は、消費者庁が認めており、天然成分のため緩やかに作用するという特徴があります。切れ味の良い薬を一生飲み続けながら血圧管理をするよりも、同じ効果を持つ食品を摂取した方が、副作用もなく体にも優しいのではないでしょうか。

・お茶

お茶の渋味成分である「**カテキン**」にも、ＡＣＥの作用を阻害する働きがありますので、血圧を上がりにくくさせます。緑茶にはカテキン、テアニン、カフェイン、サポニン、アルギニンなど豊富な成分が含まれていますが、最も多いのはこのカテキンです。

また、ポリフェノールの一種であるカテキンは、抗酸化作用を持っており、血中脂質を活性酸素から守ります。その結果、末梢の血液の循環が良くなるので高血圧の予防になるのです。

安価なほうじ茶がお勧めですが、ウーロン茶など、色々なお茶にもカテキンは含まれています。嗜好飲料として楽しみながら飲め、同時に高血圧の予防にもなります。

ただし、特にコーヒーに多く、緑茶や紅茶にも含まれている「**カフェイン**」は、アドレナリンの分泌を促進して血圧を上げる作用があります。そのため、高血圧症の人はコーヒーを飲み過ぎないよう、薄めのアメリカンで一日一〜二杯程度を楽しむと良いのではないでしょうか。

②利尿薬と同じ働きを持つ栄養素・食べ物

次に「利尿薬」と同じ働きをする栄養素、食べ物を考えてみましょう。

利尿作用を促す栄養素や特殊成分には、カリウム、シトルリン、イソクエルシトリン、サポニン、カフェインなどがあります。

まず、「**カリウム**」には、体内の余分なナトリウムを尿と一緒に排泄させる働きがあることは、様々な研究報告から明らかです。同時に、カリウムが不足すると高血圧になりやすいということも確かめられています。

カリウムとナトリウムは、共に私たちの体に欠かせない大切なミネラルです。体内ではカリウムは細胞内液に、ナトリウムは細胞外液である血液などに多く含まれています。細胞が正常に機能するためには、この二つが一定の濃度でバランス良く保たれなければなりません。特に血液中のナトリウムが多過ぎると浸透圧が高くなり、脱水状態になって危険ですし、バランスが崩れ、細胞の中のナトリウム量が増えてしまいます。

しかし、十分にカリウムを摂取すれば、これを細胞内に摂り込み、同時に細胞内にあるナトリウムを追い出すという特殊なポンプが作動しますので、過剰なナトリウムは尿として排泄されることになります。

一食当たりのカリウム含量が多い食品には、**干し柿**、**トマトジュース**、**アボカド**、**さつまいも**、**いんげん豆**、**やまのいも**、**干しひじき**などがあります。**いも類**や**かぼちゃ**は長寿といわれる人たちによく食べられているもので、これらの良いところは、他の食品よりも一度に食べられる量が多いことです。

わが国の長寿地域に住んでいる人たちの尿検査をしてみると、ナトリウムの摂取量がカリウム摂取量の三倍以下になっているそうです。けれども、二〇〇九（平成二一）年の国民健康・栄養調査における国民一人当たりの摂取量では、約四・六倍となっていますので、カリウムの摂取不足は明らかです。高血圧症対策として、減塩運動を邁進するよりは、むしろカリウム摂取運動を進めた方が賢明ではないでしょうか。

先に挙げた食品には「**食物繊維**」も多く、ナトリウムの吸収を抑制することで、間接的に高血圧の予防に役立っています。

野菜類にはカリウムがしっかり含まれていますが、カリウムには水に溶け出しやすいという性質があります。生で食べる果物と違って、野菜は煮たり茹でたりして食しますので、煮汁も一緒に飲まなければ無駄になってしまいます。

それでは生で食べれば良いと思われるでしょうが、生では量的に多く食べることができませんし、塩を振ったり、ドレッシングやマヨネーズをかけたりしては、ナトリウムの摂り過ぎにつながってしまいます。ぜひ、水に溶け出たカリウムを摂取できるよう、煮汁もあわせて食すことができる調理法を考えてみてください。

また、**リンゴ**などの果物も有効です。果物に多量に含まれるカリウムと、水溶性の食物繊維であるペクチンが、過剰なナトリウムの吸収を抑制してくれます。高血圧症に悩む人は、毎日適度な量の果物を摂取することを心がけましょう。

次に、「**シトルリン**」は、肝臓の尿素サイクルで発生するアミノ酸ですが、体たんぱく質の合成には使用されません。しかし、有毒なアンモニアを無毒な尿素に変えるためには必須であり、生成された尿素を排泄してくれますので利尿が促されます。**スイカ**などウリ科の植物に含まれています。

「**イソクエルシトリン**」は、**きゅうり**に含まれ、体内の老廃物を排泄する働きや利尿作用を持っています。

それから、「**サポニン**」は、**大豆**や**小豆**を煮たとき煮汁に出る発泡成分です。古くから生薬として用いられ、強心作用や利尿作用などがあることが知られています。

また、先ほどお話した「カフェイン」にも、利尿作用があります。

・海藻

海藻には、アルギン酸やフコイダンなど、血圧を下げる有効成分がたっぷり含まれています。同様に、カリウムやカルシウム、マグネシウムなどのミネラルも豊富に含まれており、それらは水溶性食物繊維の「**アルギン酸**」と結合して存在しています。これが酸性の胃の中に入ると、結合していたアルギン酸とミネラルが分離して、バラバラになります。続いて腸へ移行すると、今度はアルカリ性なので、ミネラルとアルギン酸は再び結合しようとします。ところが、私たちが食事として摂取しているミネラルの中で最も多いのはナトリウムです。そのため、アルギン酸はナトリウムと結合し、消化・吸収されることなく便として排泄されます。つまり、海藻を十分に摂っていれば、ナトリウムの吸収量が少なくなるのです。

また、水溶性食物繊維の「**フコイダン**」にも同様に、血圧の上昇を抑える効果があるといわれています。

根昆布を一晩水につけておくと、コップの水がヌルヌルしてきます。これは根昆布のヌメリが溶け出したもので、アルギン酸とフコイダンがたっぷり含まれています。他にも、微量のたんぱく質、ヨウ素など多種類のミネラルも含んでいますし、根昆布を水に浸して飲むだけの簡単なものですから、大いに利用されてはいかがでしょうか。

日ごろから食物繊維を十分摂っていれば、微力ではあっても長い期間、穏やかに作用し続け、高血圧の予防に役立つといえます。食塩の摂取量を減らすことも大切かもしれませんが、カリウムや食物繊維を含む食事を習慣的に行っておけば、少々塩の摂り方が多くても血圧を高くすることはないのです。

・**キノコ類**

キノコ類にも、豊富な食物繊維、ビタミンB_1、B_2などが含まれており、血圧の低下に役立ちます。

特に、**シイタケ**のもどし汁に優れた降圧作用があり、血圧の上昇を確実に抑えてくれることが証明されていますし、**マイタケ**にも血圧降下作用があります。これらは、薬のように即効性のあるものではありませんので、毎日少しずつ食べることが大切です。ただ、油やバターなどで炒めると有効成分が溶け出してしまいますのでご注意ください。

③交感神経抑制薬と同じ働きを持つ食べ物・栄養素

次に「交感神経抑制薬」と同じ働きをする栄養素、食べ物を考えてみましょう。

いかや**たこ**、**貝類**に含まれている「**タウリン**」には、交感神経を鎮める作用があり、ノルアドレナリンが放出されるのを抑制し、血圧上昇を防ぎます。

また、**レバー**に含まれる「**コリン**」という成分も、血圧を下げるように働きます。自律神経のうち、交感神経の末端から放出される神経伝達物質はノルアドレナリンですが、もう一つの副交感神経からはアセチルコリンが放出されています。これはノルアドレナリンと拮抗作用を持ち、心臓の脈拍数を減少させますので、血圧を低下させるように働きます。アセチルコリンとは文字通り、アセチル＝酢酸に、このコリンが結合したものです。また、アセチルコリンは脳内における情報を運ぶ大切な存在で、記憶力に必要な神経伝達物質でもあります。健康な脳にはこのアセチルコリンが大量に必要です。そのため、日ごろからコリンを十分に摂るようにすれば、頭も聡明になり、血圧も下がるというわけです。一食当たりのコリン含量は、**豚レバー**、**牛レバー**、**卵**がずば抜けています。

このコリンは、「**レシチン**」として、**大豆**や**卵黄**などにも多く含まれています。これは、リン脂質のリン酸の部分にコリンがくっついたものですから、必ず食事に加えて欲しい食材です。また、先ほどのレバーも「栄養素の宝庫」です。たんぱく質には必須アミノ酸がバランス良く揃っており、各種のミネラル、あらゆるビタミンが含まれています。この優れものをたまに大量に食べるよりも、毎日少しずつ食されるのが理想です。

ここまで高血圧症の治療に用いられる薬と同様の作用を持つ栄養素と食べ物について、一つずつみてきました。現在、薬を服用している人はこれらの食品を多めに摂取する食生活へ移行してはいかがでしょう。すぐに効果が出るものではありませんが、穏やかな効き目は体への負担も少なく、副作用もありません。ぜひ、毎日の献立作りに役立ててみてください。

3　高血圧症にならないために、積極的に摂取したい栄養素・食べ物

さて、それでは次に高血圧症と縁遠い生活を送るために、積極的に摂取したい栄養素と食べ物をみていきましょう。毎日の献立の中で、これらの食べ物を上手に取り入れることで血圧を安定させ、毎日活きいきと、健康的な生活を送ることができるようになります。結果を急がず、継続して摂取されるよう心がけてください。

①血管のしなやかさを保つ栄養素・食べ物

まずは、血管に着目しましょう。これまで何度もお話ししてきましたが、血圧が高くなる原因の一つが、血管が硬くなったり脆くなったりして、しなやかさを失ったためでしたね。

特に、「人は血管から老いる」と言われるように、年齢と共に血管の老化が進み、平滑筋や弾性板の柔軟性が失われてしまいます。そのため、若いときよりも大きな圧力でグッと血液を押し出さないと、全身の末梢細胞まで血液を流してあげることはできません。

一九五〇（昭和二五）年から一九七〇（昭和四五）年までの、わが国の死因順位の第一位は、脳血管疾患（脳卒中）でした。中でも脳出血によって多くの人が亡くなっていたのです。

血管がしなやかで柔軟性に富んでいたら、血液を全身に行き渡らせるのに大きな圧力は不要

図表4-3　コラーゲンとエラスチン

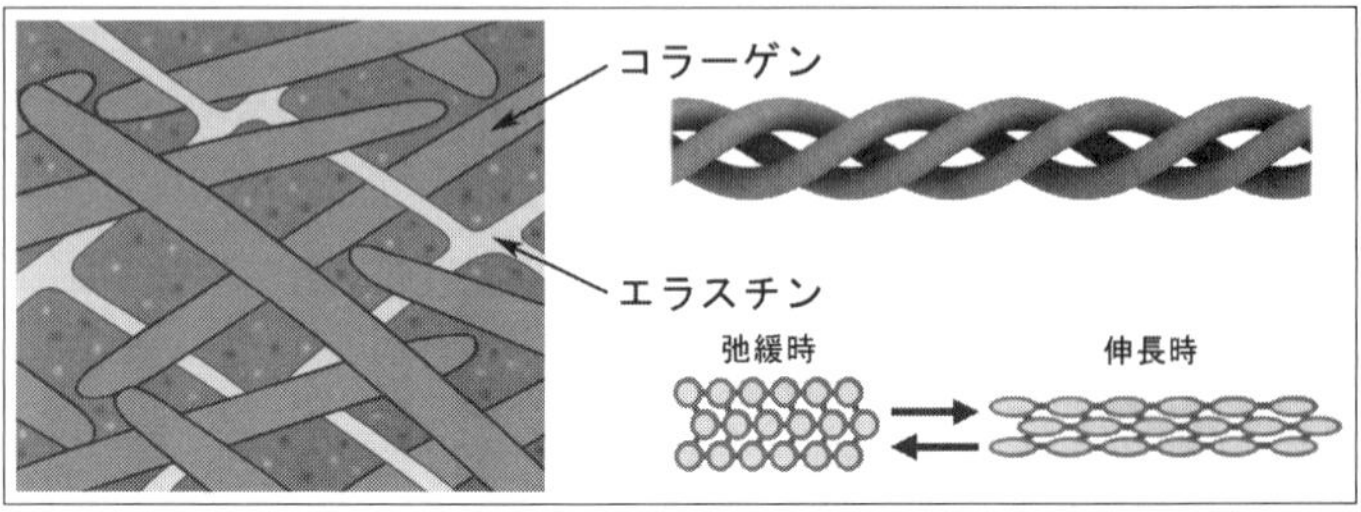

となりますよね。血管そのものに伸縮性があるのですから、心臓から血液を流す時の圧力は少なくても、血液はその中をスーッとスムーズに流れて行きます。

そこで、いつまでも若々しい、しなやかな血管をつくるためにはどんな点に注意すれば良いのか、考えてみましょう。

第2章で説明しましたように血管のしなやかさをつくるポイントは、血管内の弾性板にあります。

弾性板は、コラーゲンとエラスチンで構成され、血管の柔軟性を維持しています。

図表4-3をご覧ください。コラーゲンは強靭性をもっており、三本の繊維状たんぱく質をビタミンCで縄のように編んだものです。さらに、これが集まって網目状になっています。また、エラスチンはゴムのように伸び縮みするのが特徴で、主にたんぱく質とビタミンB6からできています。コラーゲンの網目を縫うようにして存在し、バネのように弾力性を支えています。

余談ですが、栄養素の不足から血管の柔軟性が弱くなると、以前は脳の血管が破れ、脳出血を多発していましたが、現在ではむしろ脳梗塞が増えています。これは、ラクナ梗塞と呼ばれ、脳の中を走っている細い動脈にコブ(動脈瘤)ができ、やがてそこが詰まるタイプの脳梗塞です。

脳梗塞や心筋梗塞のように、梗塞といえば、食べ過ぎによって血液がドロドロ状態になるために血管が詰まるというイメージが強いと思います。しかし実際には、栄養不足による脳梗塞の方がはるかに多数派なのです。

話を元に戻しましょう。血管のしなやかさを決定づける要因は、このコラーゲンとエラスチンということになりますから、それぞれの素材である「**たんぱく質**」「**ビタミンC**」「**ビタミンB6**」を積極的に摂るようにすれば、血管の柔軟性は保たれるということになりますよね。

まず、一食当たりのビタミンC含量の多い食品としては、**イチゴ**、**パパイア**、**キウイ**、**ネーブルオレンジ**、**柿**などの果物、**ブロッコリー**、**菜の花**、**芽キャベツ**、**つるむらさき**、**小松菜**などの野菜があります。

続いてビタミンB6含量の多い食品として、**まぐろ**、**さんま**、**さけ**、**さば**、**いわし**などの魚介類や、**牛レバー**、**豚もも肉**、**バナナ**などがあります。

たんぱく質は皆さんご存知の通り、炭水化物(糖質)や脂質とともに三大栄養素の一つですね。三大栄養素とは、主に体をつくる材料とエネルギー源になっており、毎日の食事で補給しなければならないものです。三大栄養素のうち、たんぱく質は体の中でアミノ酸に分解され、髪や爪、内臓や骨格筋などの主成分となったり、ホルモンや酵素などの原料として使われたりします。

このアミノ酸は、不要になると危険なアンモニアになりますので、肝臓はこれを無毒の尿素に変え、腎臓から尿として排泄させています。このとき「尿素はナトリウムを一緒に体外に連れ出してくれる。つまり、たんぱく質は塩の害を減らして、高血圧を予防してくれる」と、京都大学名誉教授である家森幸男先生は、月刊誌『健康』（主婦の友社）で述べられています。

アミノ酸は全部で二〇種類ありますが、そのうち九種類は体内で合成することができないため、必ず食べ物から摂取しなければなりません。これらをバランス良く含むものに、魚介類、脂身の少ない肉類、卵類、乳製品、大豆、大豆製品などがありますので、これらの食品を毎日、適量ずつ摂取するようにしましょう。

・魚介類

私たち日本人は、昔から、世界中のどの民族よりも**魚介類**をよく食べています。周りを海に囲まれている国ですから、四季折々の色々な魚を食することができますし、その新鮮な魚を最大限に美味しくいただくための調理法も、伝統的に受け継がれています。

最近は「魚の調理が苦手だ」という女性が多くなってきました。「目が怖くて、触ることができない」とも言います。魚の名前がわからないだけでなく、「切り身のまま海を泳いでいる」と思っている若いお母さんがいることには、本当にビックリさせられてしまいます。M社などのハンバーガーで育った母親は、魚の調理どころか魚を食べること自体が苦手なのでしょう。「小骨が多いので食べたくない」という子どもたちが多いのも、当然のことかもしれませんね。

魚のたんぱく質は良質です。前著『「脱！がんサイクル」のすすめ』（花伝社）にも登場していただいた、仙台白百合女子大学教授の小嶋文博先生によると、魚自体よりも「かまぼこ」にした方が、様々な効能効果が一段と高まるそうです。小嶋先生は「**かまぼこペプチド**」と呼ばれていますが、かまぼこには血圧上昇を抑える効果もあり、健康維持には欠かせないとおっしゃっています。

魚が苦手な人はぜひ、**かまぼこ**や**ちくわ**、**はんぺん**など、魚肉の練り物で食べられることをお勧めします。中には「添加物だらけじゃない」と拒絶される人もいらっしゃるでしょうが、練り物は口に入れてすぐに飲み込めるものではありません。しっかり噛むことで唾液と混ざり、ラクトペルオキシダーゼの働きによって添加物の害は小さくなります。「それでも嫌！」と言われるならば、最初から魚を食べればすむことですよ。

・卵類

次に**卵類**ですが、以前はコレステロールが多く含まれており、血液中のＬＤＬコレステロール値を上げるので、食べてはいけない食品の筆頭格でした。しかし、今は晴れて無罪放免となっています。卵のアミノ酸組成は人と良く似ており、これ以上の良質たんぱく質食品はありません。ビタミンＣ以外の栄養素はすべて含んでいますので、毎日食べたい食品の一つです。

・牛乳、乳製品

現在、卵に代わって、飲んではいけない代表格になったものが**牛乳**です。「子牛に市販の牛乳を飲ませると死んでしまう」といった乱暴な論理や、牛乳が生活習慣病の元凶のように主張する医師の意見がもてはやされて、牛乳を飲まなくなった家庭も増えています。いわれの無い扱いを受けている牛乳に、ため息をついている母牛や酪農家の皆さんにとっては、迷惑この上ない話でしょうね。しかし、あれだけ混乱を招いた狂牛病騒動も次第に鎮静化したように、もう少しすれば、きっと牛乳の地位も復活します。卵の誤解も解けたように、一日も早く、牛乳の冤罪も解けると良いですね。

手っ取り早く、飲み物として良質のたんぱく質が摂取できる点で、牛乳は最良のものでしょう。併せてビタミンCを摂ればコラーゲンの材料は揃いますので、血管をしなやかにさせ、高血圧を予防することができます。

また、必須アミノ酸であるメチオニンは、脳の中枢に働きかけて交感神経の興奮を抑え、血圧を下げる作用があります。第3章でお話したように、必須アミノ酸であるトリプトファンも、牛乳の中から発見されたもので、神経伝達物質であるセロトニンやメラトニンの前駆体です。これは交感神経の興奮を抑えたり、眠気を誘発したりすることで副交感神経を優位にし、血圧をゆっくりと下げていきます。

先ほど、ラクトトリペプチドやカゼインドデカペプチドが、ACE（アンジオテシン変換酵素）の邪魔をして血圧の上昇を抑えるお話をしましたが、牛乳はこれらのペプチドを含むだけでなく、さらに、カリウムやカルシウムなど血圧を下げる働きのあるミネラルもたっぷり含んでいます。これを普段の食生活に、積極的に取り入れない手はありません。

これらの栄養素を効率良く摂取したければ、六二〜六五度で三〇分加熱した「低温殺菌法」の牛乳をお勧めします。牛乳は成長期の子どもだけではなく、中高年の人にとっても、まさに薬以上の貴重な飲み物です。一日コップ一杯を目途にお飲みになると良いでしょう。

・大豆、大豆製品

「畑の肉」と呼ばれる**大豆**には、必須アミノ酸がバランス良く含まれており、肉や卵に負けない良質のたんぱく質を摂ることができます。主食を米にする日本人は、生活の知恵として米と大豆を組み合わせることで、古来より良質なたんぱく質を摂取してきました。お米には、必須アミノ酸の中でリジン、スレオニン（トレオニン）が不足していますが、これをカバーできるのが大豆であることを、長い歴史の中で体験してきたのでしょう。

大豆は、たんぱく質、脂質を豊富に含み、食物繊維、カリウム、カルシウム、マグネシウム、鉄、亜鉛、ビタミンE、ビタミンB_1、葉酸などを含む機能性食品です。さらに、これまで血圧の低下作用を示すものとして、種々の魚肉ペプチドや乳ペプチドについてお話ししてきましたが、実は、「**大豆ペプチド**」にも同様にＡＣＥを阻害して血圧上昇を抑える働きがあります。

ただ、大豆にはトリプシンインヒビターといって、たんぱく質の分解を阻害する物質が含まれています。生で食べると下痢をするのは、この物質によるものですから、必ず加熱しなければなりません。そのため、乾燥大豆を一昼夜水に漬けて元に戻し、煮て食べるのが基本です。

この大豆の持つ食品機能を高めたものが「**納豆**」です。さらに、納豆菌による発酵の過程で、たんぱく質の一部が分解されて吸収が良くなっています。さらに、食する前にしっかりかき混ぜると、ネバネバとした独特の糸を引きますが、これによってうま味成分も増え、美味しさが増してきます。さらに納豆菌の作用で、ビタミンB_2、ビタミンKなどが新たに合成されます。

栄養豊富な納豆ですが、残念なことにビタミンCが含まれていません。そこで、納豆を食されるときには、薬味である**ねぎ**をたっぷり加えてください。コラーゲンづくりにビタミンCは欠かせないものなので、納豆を食べるときはねぎから「**ビタミンC**」をいただきましょう。

また、大豆製品には、**豆乳**、**湯葉**、**豆腐**、**凍り豆腐**、**油揚げ**、**厚揚げ**、**きな粉**などたくさんありますので、いろいろな形で大豆たんぱく質も大いに摂取したいものです。

・そば、ミカン

そしてもう一つ、忘れてならないのが「**ビタミンP**」です。これは、コラーゲンをつくるビタミンCの働きを補強したり、毛細血管を強化したりする働きがあります。全血管の大半を占める毛細血管は、送られてきた栄養素や酸素を組織に受け渡す場所ですから、透過性が強過ぎても弱くても困ります。そこで、ビタミンPはこの透過性を適度に保っているのです。さらに、血流をスムーズにしますので、血圧降下に役立ちます。

ビタミンPには、ルチン、ヘスペリジンなどがあります。

「**ルチン**」を多く含む食品といえば、**そば**です。特に韃靼（だったん）そば粉には通常のそば粉の一〇〇倍のルチンが含まれています。

ただし、ルチンは水溶性のため、茹で汁に溶け出してしまいます。そばを食べるときは、ぜひ、そば湯もあわせていただくと良いでしょう。

「**ヘスペリジン**」は柑橘類の果皮に豊富です。**ミカン**では果肉の部分より皮や袋、筋に多く含まれていますので、農薬のかかっている皮は除いても、できるだけ、袋や筋は残さず食べた方が栄養学的には良いといえます。

図表 4-4　生体膜とリン脂質

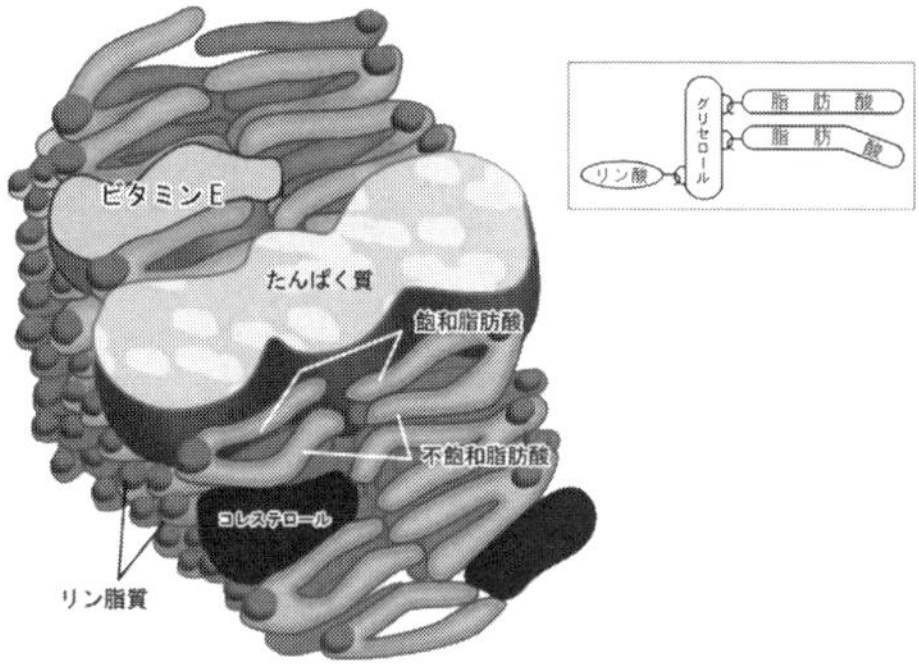

②活性酸素から血管を守る栄養素

良質のたんぱく質やビタミン類の協力でしなやかな血管がつくられました。血管全体は強靭になりましたので、今度は、それを壊されないよう、血管を守る方法をお話していきましょう。その前に、二つのキーワードをまず覚えてください。「不飽和脂肪酸」と「活性酸素」です。

まず、血管の内腔側、血液が流れている血管壁をみていきましょう。ここはタイルのような形をした単層扁平上皮細胞が、一枚一枚敷き詰められた状態になっています。さらに、この上皮細胞の生体膜はリン脂質の二重層で連なっており、図表4-4のように二つの脂肪酸同士が互いに向かい合い、水に馴染みの良いリン酸の部分を血液側と細胞内液側に向けています。

このリン脂質の特徴は二つの脂肪酸にあって、一つは飽和脂肪酸、もう一つは不飽和脂肪酸と必ずセットになっているのです。飽和脂肪酸は生体膜の強さを、不飽和脂肪酸は柔らかさをつくり出しています。

その血管壁を壊す最強のものが「活性酸素」です。この活性酸素が直接、生体膜を崩壊させてしまう場合と、血液中を流れている脂質の運搬船であるリポたんぱく質を破壊させることで、二次的に血管壁の崩壊を引き起こす場合があります。

そこで、生体膜を破壊する活性酸素についてお話してみましょう。専門的ですが大切なところですから、何度も読み返してくださいね。

活性酸素が体に与える影響

体内に取り入れられた酸素（O_2）は、体中の全細胞のミトコンドリアに運ばれ、エネルギー産生に使われますが、その過程で活性酸素が発生します。これは電子が不安定な状態の酸素分子のことで、スーパーオキサイド（O_2^-）→過酸化水素（H_2O_2）→ヒドロキシラジカル

（・OH）と変身し、最後に↓水（H_2O）となって消えていきます。

この活性酸素が変身するたびに、周りの分子から強引に電子を奪います。スーパーオキサイドの寿命は一〇万分の一秒、もっとも酸化力の強いヒドロキシラジカルの寿命は、五〇万分の一秒ですが、この間に、周りの物質を手当たり次第に攻撃し、強引に電子を引き抜いてしまうのです。

電子を奪われた方は酸化というダメージを受けてしまいます。それが脂質であれば過酸化脂質に変わり、たんぱく質であれば変性し、遺伝子であれば破壊されてしまいます。

そのため、生体は活性酸素が発生すると、周りの細胞で、瞬時にこれを抑え込む酵素をつくり出すことができるのです。先ほどの活性酸素が変身するときの↓をご覧になってください。三つありますね。ここに活性酸素除去酵素が働き、次々とリレー式に移動させ、瞬時に無害な水へと変えてしまうのです。

最初の↓がＳＯＤ（スーパーオキサイド・ディスムターゼ）、次の↓がカタラーゼ、最後に水に変える↓がグルタチオン・ペルオキシダーゼという酵素です。

たとえばＳＯＤは、約一〇〇万分の一秒という非常に短い寿命で消えていきますが、活性酸素スーパーオキサイドを過酸化水素と酸素に瞬時に分解していきます。次々とＳＯＤが放出されると、一秒間に約一〇億個のスーパーオキサイドが分解されるといわれていますので、このような酵素が健全に合成できるうちは、活性酸素も恐れる必要はないのです。

しかし、年齢とともにこの酵素を瞬時に産生する能力（インダクション能）が低下してしまいますと、被害が体内のあちこちで発生することになります。

ここで、もう一度、生体膜の話に戻しましょう。

生体膜の構成成分であるリン脂質には、不飽和脂肪酸が使われています。この不飽和脂肪酸はメチレンという基を持ち、活性酸素に狙われやすい構造になっているため、酸化されて過酸化脂質という危険な脂肪酸に変貌してしまいます。生体膜の中の不飽和脂肪酸の一つが過酸化脂質になってしまうと、それが隣の不飽和脂肪酸を過酸化脂質に変えるというドミノ倒しが始まり、あっという間に生体膜を焼け野原にしてしまいます。

そのため、生体膜の中にはビタミンEやAが含まれており、ドミノ倒しの防波堤として働いています。これらは、目の前で活性酸素が発生すると、自分の電子を活性酸素に与えることで生体膜を守っています。このような抗酸化ビタミンなどを総称して「スカベンジャー」といいます。

次に、活性酸素が二次的に血管壁を崩壊させるお話をしましょう。

血液中にはリポたんぱく質といって、脂質の運搬船が流れています。この運搬船によって運ばれる脂質には、中性脂肪の多いキロミクロン（カイロミクロン）やＶＬＤＬ、コレステロールの多いＬＤＬがあります。もし、あなたが健康診断で「中性脂肪が高いですね」と言われた場合はカイロミクロンやＶＬＤＬが、「コレステロールが高いですよ」と言われた場合はＬＤ

Lが多い、ということがおわかりでしょう。

活性酸素が血液中で発生すると、流れているリポたんぱく質を壊し、荷台に積んだ中性脂肪を過酸化脂質に、コレステロールを酸化コレステロールに変質させて撒き散らします。中でもこの酸化したコレステロールは非常に危険なものですから、白血球であるマクロファージが、これを食し、大掃除しています。

このマクロファージは、本来、血液中の細菌のような異物を見つけてはそれを食べ、活性酸素によって異物を処理するものです。ところが酸化コレステロールは、活性酸素が原因ですから、マクロファージの活性酸素では処理することができません。お腹いっぱいに酸化コレステロールを詰め込んだまま、血管壁から中へ潜り込み、泡沫細胞となって死んでしまいます。

その結果、この泡沫細胞たちの容積分だけ、血管壁は持ち上がることになり、血管を脆くする動脈硬化が始まるのです。

この仕組みをよく理解しないと、多くの人たちのように「コレステロールは悪いものだ」と誤解することになります。血液中のコレステロール値が高いだけで、「高コレステロール血症だ」と言い、動脈硬化、さらには心筋梗塞や脳梗塞を起こすと、大騒ぎしてしまいます。

おわかりいただけましたでしょうか。動脈硬化の犯人は、コレステロールではなく、活性酸素です。これが、老化をはじめ、がん、心疾患、脳血管疾患などの生活習慣病の最大原因ですから、むしろこの対策をしっかりやることの方が大切です。吸い込んだ酸素が消費されるだけで、最低二%が活性酸素になりますので、他人ごとと無関心では、いつか後悔するかもしれません。しっかりここを理解しましょう。

スカベンジャーとなる食品

先ほど、活性酸素には消去酵素が対応してくれれば問題はないとお話しました。しかし、年齢とともにインダクション能が低下してしまいますと、話は変わってきます。インダクション能が低下した代わりに、生体膜に含まれるような、ビタミンEなどのスカベンジャーを十分に摂取することが必要になってくるのです。

「**ビタミンE**」は強力な抗酸化作用をもつ、血行を良くする栄養素です。**アーモンド**や**カシューナッツ**、**落花生**などに豊富に含まれていますので、間食にはスナック菓子よりも**ナッツ類**、**種実類**などを摂ってみてはいかがでしょうか。ビタミンB群やカリウム、カルシウム、マグネシウム、鉄、亜鉛などのミネラル、便秘の予防・改善に働く食物繊維なども豊富に含まれており、少量で多種類の栄養成分が摂取できる優秀な食品です。

他にも、**うなぎ**、**たらこ**、**かぼちゃ**などに多く含まれています。

また、同じ脂溶性ビタミンで、動物性の「**ビタミンA**（レチノール）」、植物性の「**βカロテン**」も抗酸化作用の高いビタミンです。

ビタミンAは、**鶏レバー**、**豚レバー**、**牛レバー**、**うなぎ**などに多く含まれています。一方、

βカロテンは、**にんじん**や**小松菜**、**春菊**、**ほうれんそう**などの緑黄色野菜に多く含まれています。βカロテンは脂溶性のため加熱にも強いので、炒め物にするとたくさんの量を食べることができて良いでしょう。

それから、**トマト**に含まれる赤い色素成分「**リコピン**」にも抗酸化作用があり、活性酸素を除去する能力がβカロテンよりも高いので、ヨーロッパでは、「トマトが赤くなると医者が青くなる」と言われています。

抗酸化作用の高い水溶性ビタミンは「**ビタミンC**」と「**ビタミンB_2**」です。これらは、血液や細胞内液で発生した活性酸素に対応し、生体膜などにあるビタミンEやAに電子を補充する役目を持つ、大切なビタミンです。ストレスに対応するにはビタミンCが必須ですので、毎日十分に補給したいものです。

ビタミンCを多く含むものについては、すでにお話しました。

ビタミンB_2を多く含む食品としては、**うなぎ**、**豚レバー**、**牛レバー**、**鶏レバー**、**さば**、**かれい**、**さんま**、**牛乳**などがあります。

ビタミン以外のスカベンジャー

また、栄養素であるビタミン以外のスカベンジャーには、光合成によってできた植物の色素や苦味などの特殊成分である「**ポリフェノール**」があります。これは、太陽の強力な紫外線によって酸化されないように、植物自らがつくり出し、液胞というプールの中に貯蔵している抗酸化物質です。

このポリフェノールは水溶性のため、摂取するとすぐに効果が現れ始めますが、その効果は二〜三時間しか持続できません。体内に長く蓄積されないため、こまめに補給してあげると良いでしょう。

ポリフェノールとは、ポリ（たくさんの）フェノールという意味で、同一分子内に複数のフェノール性水酸基（ヒドロキシ基 –OH）をもつ植物成分の総称です。ほとんどの植物に含まれ、その数は五〇〇〇種以上に及ぶといわれています。

このポリフェノールの中で最も重要なものが「**フラボノイド**」という、植物に含まれる色素成分です。アントシアニン、カテキン、タンニン、ルチン、イソフラボン、ケルセチンなどがあります。

「**アントシアニン**」は、**ブルーベリー**や**ブドウ**の実皮、**ムラサキイモ**などの赤紫色をした植物体に多く含まれている色素成分で、抗酸化作用を持っています。ナスの皮に含まれる「**ナスニン**」もこの仲間で、強い抗酸化作用があります。

「**カテキン**」がお茶に含まれる渋味成分であることは、「お茶」の項目でお話しました。お茶以外では、ワイン、リンゴ、ブルーベリーなどにも多く含まれています。

同じくお茶の渋味成分である「**タンニン**」は、カテキンが酸化（重合反応）したものです。

赤ワイン、柿、バナナなどにも含まれています。

「**ルチン**」は、血管をしなやかにするお話でも出てきましたね。ビタミンPの一種で、**そば**に多く含まれています。

女性ホルモン（エストロゲン）と構造が似ているといわれる「**イソフラボン**」は、血管を拡張して血圧を下げる一酸化窒素を生み出す酵素を活性化するなどの働きがあります。また、血管内皮細胞由来のペプチドで、強力な血管収縮作用を有するエンドセリンの分泌を抑制し、血圧を下げる働きがあります。

抗酸化作用のあるイソフラボンは、**大豆**や大豆製品である**豆腐**、**納豆**など、また、**葛粉**などに含まれています。

抗酸化作用においてビタミンEよりも強力といわれているものが「**ケルセチン**」です。茶色の色素成分であるケルセチンは、**たまねぎ**に多く含まれていますが、実際には、可食部よりも茶色い皮の部分に三〇倍も多く含まれているそうです。昔から、「たまねぎの皮が血圧に良い」と煎じて飲まれているのはそのためです。

その他、フラボノイド以外のポリフェノールでは、**コーヒー**や**ごぼう**に多い「**フェノール酸**」、**ゴマ**に多く含まれる「**リグナン（セサミン）**」、**ウコン**に多い「**クルクミン**」など多数あり、強い抗酸化作用を呈しています。

③血液をサラサラにする栄養素

血管をしなやかにすると同時に、その中を流れる血液もサラサラな状態にして、血圧を下げる栄養素や食べ物について考えてみましょう。

血液をスムーズに流すものといえば、先ほどの項目と同様、スカベンジャーであるビタミンとポリフェノール類です。その中でも**「ビタミンE、C」**を考えてみましょう。

ビタミンEは過酸化脂質を生成させないように、活性酸素から脂質を守ります。同時に、すでにできてしまった過酸化脂質を分解していくことで、糊のようにベタリとした過酸化脂質が血液中に流れ出すのを防いで、血行を良くしてくれるのです。

冬になると、しもやけになる人がいらっしゃいますが、これは血行が悪くなりやすい手足の指先にできるものです。寒さによって皮膚表面の血管が収縮すると、血液が流れにくくなる上に、ビタミンEが不足している人の血液はサラサラと流れてくれません。

また、ビタミンCも強い抗酸化作用を持ち、血液をサラサラな状態にしてくれます。さらに、ビタミンEはCと併せて摂取することで、ますます効果が高まりますから、常にこれらのビタミンは不足しないようにしたいものです。

そのサラサラ流れている血液も、血球である血小板が増えてくると、急に流れが悪くなってしまいます。血小板には、凝集作用、血液凝固作用といった、出血時に止血を行うという大切な働きがあります。

血小板は、血管壁に触れながら血液中を流れています。ところが血管の破れを発見すると、異常を感じた血小板がみるみる集まって来て、おしくらまんじゅうの状態で破れた血管の穴を塞ぎます。そのため周りの血液の流れはゆっくりとなってしまいます。

心臓は一日一〇万回の拍動を繰り返しており、毎秒ものすごいスピードで血液を送り出しています。血管壁はそれらを直接受け止めます。酸素を乗せた赤血球や白血球、血小板などの細胞も次々とぶつかって来ますので、血管壁は常に傷つきやすい状態にあることはおわかりでしょう。

そこに血小板がどんどん凝集してきますと、血栓ができやすくなり、トラブルの元になりかねません。そこで、血管内皮細胞は、常に一酸化窒素（NO）やプロスタグランジンＩ２(PGI2）を放出して、血小板凝集を抑制することで、血液凝固反応を起こらないようにしています。

このように、血管壁に問題が起こると、血小板が凝集して血液の流れが悪くなりますが、その他、血小板が凝固する原因にストレスがあります。ストレスは交感神経を優位にしますが、その際、交感神経末端から放出される神経伝達物質のノルアドレナリンによって、白血球である好中球が増加することが知られています。本来、好中球は体内の異物を攻撃し、処理するという細胞性免疫を担当していますが、ストレスによって増加した場合、異物がいるわけではないので、二～三日という寿命が尽きると集まって自爆することになります。その際に活性酸素や消化酵素である顆粒を撒き散らし、血管壁を傷つけてしまいますので、そこに血小板が凝集してくることになります。

しかし、抗酸化物質があれば活性酸素による被害も最小限で食い止められます。**抗酸化ビタミン**や**ポリフェノール**のような抗酸化物質が必要となることはおわかりいただけますよね。

それから、血管壁である内皮細胞からプロスタグランジンI2が分泌されますが、これはエイコサノイドといわれる細胞内でつくられる生理活性物質で、微調整ホルモンの一つです。生体膜はリン脂質でつくられており、リン脂質には不飽和脂肪酸が使われているとお話ししましたが、そのエイコサノイドの生成材料が、炭素数二〇で二重結合を五つもったEPA（エイコサペンタエン酸）なのです。

健康に関心のある皆さんであれば、EPAやDHA（ドコサヘキサエン酸）という言葉を聞いたことがおありでしょう。**魚の油**に豊富に含まれている多価不飽和脂肪酸の一種ですよね。この多価不飽和脂肪酸のうち、炭素数が二〇のものに、ジホモγリノレン酸（C20:3）、アラキドン酸（C20:4）、EPA（C20:5）の三種があり、エイコサノイド（20の仲間）と呼ばれていま す。これらは細胞内に切り取られ、プロスタグランジンやトロンボキサン、ロイコトリエンという生理活性物質につくり変えられます。

このうち、EPAからつくられる微調整ホルモンが、先ほどのプロスタグランジンI2なのです。これは血管拡張作用や血小板合成阻害作用をもっていますので、血圧を下げ、血液をサラサラ流してくれるものです。

そのためには、少なくとも週に数匹の魚を食べることをお勧めします。それも、たいやひらめのような高級魚は必要ありません。**いわしやさんま**、**さば**や**あじ**などの大衆魚ほど良いのです。ありがたいことに、ＥＰＡは安価な青魚に多く含まれているからです。

魚の調理が苦手だとか、魚は骨があって食べにくいと言う人は、これらの缶詰を利用されてはいかがでしょうか。たとえば、**さば**の缶詰を毎日一缶、一週間食べただけでも、血液成分に明らかな差が出てくるといわれています。こんな便利なものを利用しない手はありませんよね。

また、血管内皮細胞は、表面にトロンボモジュリンやヘパリン様物質を出して、直接、血液凝固因子の抑制もしています。血液をサラサラ流すために、血管壁自体もまた大事な仕事をしているのです。

たまねぎやにんにくも有効

その他、**たまねぎ**や**にんにく**は、血液をサラサラにする効果が期待できるものとして認知度の高い食品です。これはたまねぎやにんにくの持つ、特有な刺激臭や辛味の成分である「**アリシン**」による作用です。

たまねぎなどに含まれるアリインの細胞が傷つけられることで酸化酵素アリイナーゼが働き、アリシンとなります。アリシンは、アリル化合物や硫化アリルの一種で、イオウを持っており、このイオウが発しているのがあの特有の匂いでもあるのです。たとえば、皆さんの中に、たまねぎを調理するときに涙を流している人はいらっしゃいませんか。えっ、「水中眼鏡をして、切っているから大丈夫だよ」って聞こえてきそうですね。これは冗談として、涙を流さない方法が二つあります。

一つは、「たまねぎを水の中で切る」ことです。アリシンは揮発性物質ですから空中に飛び散ります。それを防げば良いのですから、水の中で切れば良いのです。しかし、これでは調理しにくく、作業も効率的ではありません。そこで二つ目の方法が、「しっかりと包丁を研ぐ」ことです。切れない包丁では、たまねぎを切るというよりも、細胞を押しつぶしているといった方が正確でしょう。そのため、思いっきりアリシンを空中へ撒き散らしてしまいます。

このアリシンには血小板凝集抑制作用があり、血液凝固を遅らせて血液をサラサラにする働きがあります。活性酸素を消去する抗酸化作用も持っていますので、非常に優れた成分です。また、糖質をエネルギーに変えるときになくてはならないものに、ビタミンB_1がありますが、これは水溶性のため必要以上は体内に貯蔵できません。毎日摂取しないと不足してしまうため、エネルギー源は摂取していても、エネルギーに変えられなくて活力が出てこないという状態になります。

そこにこのアリシンがあれば、ビタミンB_1（チアミン）と結合し、アリチアミンとなって貯蔵可能な物質になります。ですからアリシンは、ビタミンB_1と一緒に摂取すると良いでしょう。

毎日、アリシンを含む食品を摂ると、疲れにくくなり、スタミナがついてきます。あのエジプトのピラミッドが、このにんにくパワーによって造られたのは有名なお話です。貧しい奴隷たちの食事ににんにくを入れ、過酷な労働に耐えさせたのです。

アリシンの供給源としては、にんにく、たまねぎ、**ねぎ**、**にら**、**らっきょう**などがあります。特に含有量の多いのはにんにくですが、これを生で一度にたくさん食べることは控えてください。大量のアリシンが赤血球のヘモグロビンを壊してしまうため、溶血性の貧血を起こすことがあります。加熱して食べるようにしてください。

以前、受講生からこんな質問を受けました。実家は人気の高いラーメン屋さん、その店主であるお父さんが貧血で倒れ、入院されたとのこと。食生活にも気を使い、元気な父親が貧血で倒れるなんて考えられないと、相談に来られたのです。看板メニューがにんにくラーメンと聞いて、この話をしたところ、すぐに納得されました。お父さんは、にんにくは体に良いと信じていたので、毎日、すりおろして山ほど食べられていたそうです。同じような習慣を持っていらっしゃる人は、特にご注意ください。

最後に、もう一つ大切なことがあります。すでにカルシウム拮抗薬などの降圧薬を使用されている人は、服用前後に、**グレープフルーツ**の果汁や果肉を摂ると血圧が下がり過ぎることがありますので、注意が必要です。

薬は血液と共に体内を回って作用を発揮すると、肝臓に入ってグルクロン酸回路で水溶性の無毒な物質に変えられ、胆汁として小腸へ送り出されたり、尿として排泄されたりします。

その際、グレープフルーツの苦味成分であるナリンギンがこれを邪魔しますので、肝臓で解毒されず、もう一度、血液中に放り出されてしまいます。そのため、薬が二度効きすることになり、血圧が下がり過ぎて危険な状態になりかねません。どんな薬も飲まれるときには、必ず水かお湯でお飲みください。

4 嗜好品（酒、たばこ）は血圧を上昇させる

皆さんの中には、毎日お酒を飲んだり、たばこを吸ったりする人もいらっしゃるでしょう。アルコールを飲むと、体が火照ってくる感覚はありませんか。これは、アルコールの効果で血流が良くなっているからです。また、適度にアルコールを飲んでいるうちはリラックスして、次第に気持ち良くなってきますよね。このとき、人は副交感神経が優位になっていて、その影響で血圧も下がります。

しかし、これはアルコールが適量でとどまっているうちの話です。度を超えてしまうと、逆に血圧を上げ、高血圧症の原因になると考えられています。深酒をすると、体中で分解しきれなかったアルコールが交感神経を刺激し始めます。そのため、血管が収縮し、次第に体温が低

下していきます。

適量のアルコールは気持ちをリラックスさせてくれますので、なにも完全に禁酒する必要はありません。大事なのは、「飲み過ぎない、飲み続けない」と、自己規制できる範囲で楽しむことですね。

また、寝酒や深酒は、良い眠りを妨げますので、自律神経のバランスを崩してしまいます。悪しき習慣は改めることですね。

それから、たばこについては面白い実験があります。被験者の人にたばこを一本吸ってもらい、体温がどのように変化するか、サーモグラフィーを使って確かめると、指先や足の爪先など、末端の部分からサーッと表示が青色になってきます。サーモグラフィーは、一般に高温であれば赤色に、低温であれば青色に表示されますから、体の末端部分から温度が下がってきているとき理解できますね。

これは、たばこに含まれるニコチンや一酸化炭素が血管を収縮させ、体内で最も血液が回りにくい末端部分に血液を行き届かせなくしてしまうということです。血液は栄養素や酸素のほか、熱も運びますので、熱が行き届かなくなった末端部分からどんどん冷えが始まってしまうというわけです。

当然、末端部分に血液が回らないまま放置しておいたら、その先の細胞が壊死してしまいますので、心臓は一生懸命拍動を強めて血液を押し出します。そのため、血圧の上昇を招いてしまうのです。

一日に大量のたばこを吸う人は、血圧の高い状態が連続することになるため、高血圧の状態が慢性化してしまいます。高血圧が気になる場合は、たばこは控えた方が賢明でしょう。

健康サイクル「まわす」——血液をスムーズにまわそう

1　身体的ストレスと血圧の関係

これまで、高血圧症を引き起こす主要因として、ストレスということを繰り返しお話してきました。大きなストレスがかかると交感神経は過度の緊張状態となり、交感神経からノルアドレナリンが、副腎髄質から主にアドレナリンが分泌されます。これらの物質が血液中に放出されると、心拍数は上がり、血管は収縮します。心拍数が上がれば、それだけ心臓から送り出される血液量も増えるわけですから、血圧は当然高くなります。同様に、血管が収縮すればその分、大きな力で血液を押し流さなければなりませんから、さらに血圧は高くなりますよね。したがって、こうした緊張状態が長く続いていれば、自然と慢性的に血圧が高くなってしまうのです。

第3章でお話した通り、私たちが生活していく上で、ストレスを引き起こす要因はたくさんあります。仕事や勉強、テストなどもストレスになりますし、そのほかにも様々な事柄が私たちにとってストレスとなり得ます。

たとえば、寒さ、冷えもその一つです。体内で熱を生み出しているのは肝臓や筋肉などの器官や褐色脂肪細胞ですが、外界の温度に比べてこの熱生産がうまく機能していないと、体温を下げまいと、皮膚に近い血管を収縮させて放熱を防ぎます。そのためじわじわと血圧を上げてしまうのです。実際、寒さが血圧を上昇させるということは、様々な研究により明らかにされていますし、一年を通した血圧変動の様子を見てみると、冬に最も高くなっているケースが目立ちます。

したがって、第２章でお話ししましたように、同じ日本であっても、寒い地方にお住まいの人たちと、温かい地方にお住まいの人たちでは、平常時の血圧が違っていても不思議ではありません。

そのほか、薬の服用も体にとって大きなストレスとなり、高血圧を招くリスクとなります。二〇〇七年、米ブリガム・ウイメンズ病院などの研究チームが、米医師会の専門誌『内科学アーカイブズ』電子版に発表したところによると、アスピリンなどの鎮痛剤をほぼ毎日服用する男性は、全く服用しない男性に比べ、高血圧になる危険が三〇％増加することがわかりました。

こうした痛みを止める薬は、確かにある側面では症状の緩和や予防に効果が認められますが、長期間の服用は、副作用を生じる危険性があるということを、忘れてはいけません。

組織が損傷を受けると、生体膜を構成しているリン脂質からアラキドン酸が引き抜かれ、プロスタグランジンが生成されます。このプロスタグランジンの作用によって引き起こされる「痛み、熱、腫れ、発赤」などの症状が炎症です。鎮痛薬は、このプロスタグランジンを抑制するために、結果的に血管を収縮させ、血圧を上げてしまうのです。

その他、最も注意して欲しいのは、冷たいものを大量に摂り続けないということです。冷たいものが食道を通って胃に入れば、傍を通る動脈によって、冷たさが体全体に運ばれることになります。夏、特に女性は、クーラーなどで体を冷やし過ぎないようにしましょう。冷蔵庫に首を突っ込んだような生活をしていると、婦人病を引き起こすことが知られています。さらに冬、わざわざ氷を入れた水や清涼飲料水を飲むことは、自殺行為と言っても過言ではありません。

身体的ストレスを完全に取り除くことは、なかなか難しいことかもしれませんが、「この行為が体のストレスになっているんだな」と自分で認識することで、ストレスは軽減されるでしょう。さらに、ストレスが高血圧症の原因となりうるということを知っていれば、その対処法を知ることで高血圧症も良くなります。

高血圧を改善するため、まずは第3章でお話しました「精神的ストレス」への対応と、体への負担が大きい「身体的ストレス」の少ない生活を心がけ、スムーズに血液を循環させるようにしましょう。

健康サイクル「出す」——スムーズな排泄が血圧の上昇を抑える

1　健康的な「排便」のために

この章の冒頭で、「入れる—まわす—出す」の「健康サイクル」についてお話した際、「出す」ことで行為が完結してしまうのではなく、「出す」から「入れる」へ再び戻ることで、無限にクルクルと回り続けるサイクルとなる、ということをご説明しました。

「入れる—まわる—出す」のいずれの行為にも優先順位はなく、すべてがスムーズに機能していくことで健康が保たれているわけですが、中でも現代人が見落としがちなのは「出す」ことの大切さではないでしょうか。つい、「何を食べたら良いか」というように「入れる」ことばかり関心が向いてしまい、不必要になったものを体外へ「出す」ということはおざなりになりがちですよね。ここではしっかり、「出す」ということの大切さをみていきましょう。

体から外へ出すものというと、まず思いつくのは、便や尿がありますね。それから汗、さらに二酸化炭素、放熱なども体外へ出すものです。ここではまず、排便と排尿について考えていきましょう。

女性の間で多いといわれる便秘。文字通り、便が何日も体内に留まってしまい、なかなか排泄できないことを意味しています。高齢者にも便秘に悩む人が多く、常習的に薬を服用している人も少なくありません。これは、腸の蠕動運動が次第に低下してしまうために内容物の移動が遅れてしまい、その中に含まれている水分が腸に吸収されて便が硬くなった結果、排便までの時間が長くなってしまったためです。

それでは、排便をスムーズにするためにはどうしたら良いでしょうか。

まず、最初にいえるのは、「食物繊維」をしっかりと摂取することです。日本人の食事摂取基準では一日二〇～二五グラムの摂取を勧めていますが、二〇〇九（平成二一）年の国民健康・栄養調査によると、一日当たりの摂取量は一四・三グラムしかなく、絶対的に不足していることが明らかです。

現代人、特に若い女性は米を食べなくなりました。野菜もわずかな量の葉野菜で、根野菜や豆類もほとんど食べません。食感が良く、あまり噛まずに済んで飲み込み易く、消化にも良いパンやジュース、肉類中心の食生活をしています。これでは、便秘にならない方が不思議なくらいです。

そこで、食物繊維の多い和食中心の食生活に戻していくことが理想的ですが、頭ではわかっていても、長年の簡単で便利な食形態からなかなか抜け出せません。一気に理想的な食生活に切り替えるのが難しければ、できるところから始めていきましょう。

そこで、腸内環境を整えておくことをお勧めします。

私たちの大腸の中には、体内に吸収されなかった残りものをエサとする腸内細菌が生息しています。

腸内細菌の種類は一〇〇〇以上もあり、その数は一〇〇〇兆個、重さにすると一～一・五キログラムもあるとされています。この腸内細菌は、「有用菌（善玉菌）」「有害菌（悪玉菌）」「日和見菌」の三種類に分けられます。

まず「有用菌」とは発酵菌のことであり、これは腸内環境を酸性に保ち、また、人体では合成できないビタミンなどの必須栄養素を生成してくれています。代表例は皆さんご存知の「**ビフィズス菌**」。これは乳酸菌の一種であり、乳酸と酢酸をつくり出して腸内が酸性になるようにコントロールしています。この有用菌は腸内細菌全体の約二〇％を占めています。

次に「有害菌」とは腐敗菌で、大腸菌やウェルシュ菌、ブドウ球菌など、体に悪い影響を及ぼすと考えられている腸内細菌のことです。通常、腸内細菌全体の約一〇％を占めているのですが、これがもっと増えて有害菌優勢の状態になると、内容物の腐敗が進み、アンモニアやインドールなどの有害物質を生成してしまいます。その結果、便秘や下痢を招いたり、免疫力を低下させて感染症を引き起こしやすくしたり、さらには大腸がんなどのリスクも高めたりするといわれています。

最後に「日和見菌」ですが、これは実に優柔不断な性格を持っていて、有用菌と有害菌のどちらかが優位に立つと、そっちへなびいてしまうというものです。この日和見菌は菌全体の約七〇%を占めるため、有用菌、有害菌のどちらがこの日和見菌を味方につけるかで、腸内環境は決定してしまいます。

では、どのようにすれば有用菌を増やすことができるかというと、これには二つの方法があります。一つは、直接、有用菌を含む食品を大腸まで送ること、この食品を「**プロバイオティクス**」と呼んでいます。もう一つが、有用菌のエサとなるものを含む食品を送ってあげること、この食品を「**プレバイオティクス**」と呼んでいます。

毎日、ヨーグルトなどの乳製品をこまめに食べ、せっかく腸に良い乳酸菌を摂取しようとしても、実はその大半は胃酸や胆汁により腸へ届くまでに死滅してしまいます。そこで、「じゃあ、腸まで生きて届くプロバイオティクスを、積極的に摂取すれば良いじゃないか」という考えが登場するわけですが、実際はこれにも問題点があります。

便秘がちな人はいつでも腸内が有害菌優勢の状態になっていることが多いため、ここへ有用菌を送ってもそのエサとなるものが不足しています。ですから、そこにプロバイオティクスを送り届けても死滅してしまうのですね。そこで役立つのがプレバイオティクス、つまり、有用菌のエサとなるものをまずしっかり腸内に送り、有用菌を増やし、それを根付かせた後で、有用菌を送り届けてやれば良いのです。

現在、様々な乳製品メーカーがこうしたプロバイオティクス、プレバイオティクスを出していますから、各社のウェブサイトを見て効果を確認したり、あるいは直接問い合わせてみたりするのも良いでしょう。

また、「特定保健用食品」を利用するという方法もあります。これは、体の生理学的機能等に影響を与える保健機能成分を含んだ食品で、「お腹の調子を整える」など、特定の保健の目的が期待できることを消費者庁が認可したものです。人が両手を上げているマークが付与されていますから、このマークを目安にしても良いかもしれません。

現在までに「お腹の調子を整える」との表示が許可されたものには、「食物繊維類を含む食品」「オリゴ糖類を含む食品」「乳酸菌類を含む食品」などがあります。

これらの食品は、一度に大量に摂っても体内に蓄積できません。毎日、継続することで腸内環境を整えましょう。

2　尿の色と量で水分代謝の良し悪しをみる

私たちの体には、実に、体重の五〇～七〇%もの水が含まれています。一般に、女性が五〇%、男性は体脂肪が少ないだけ水分が多く六〇%。小児が七〇%くらいです。ですから、体重が六〇キログラムの人の場合、三〇キログラムから四〇キログラムほどの水を体内に貯蔵していることになりますよね。

この水分量を一定に保持するために、私たちは毎日、水を補給してやらなければなりません。通常、健康な人の場合で一日二・五リットルの水が出入りしているとされており、この水分代謝が滞ってしまうと、顔や体がむくみ、ひどい場合は急性腎炎になったりする危険性があります。

では、一日どれくらいの水分を摂れば良いかというと、およその目安として、飲み水で一リットルと考えておけば良いでしょう。よく、「高血圧症の治療のため」といって、水をガブガブと大量に飲む人がいますよね。これを「水飲み法」や「水飲み健康法」といいます。「体内の塩分濃度が上昇していることが高血圧の原因なのだから、水で薄めてしまえば浸透圧が正常に戻り、高血圧の改善になるのだ」という考えに基づいているようですが、これは非常に乱暴な話です。

必要以上に水を飲み過ぎると体を冷やしてしまいますし、それを排泄するために腎臓に余計な負担をかけることになってしまいます。「水は飲みたいと思ったら飲む」くらいに留めておいた方が、体に無理をかけないで良いのではと思います。

体内の水分代謝がうまく機能しているかということについては、尿の色と量で判断します。健康な人の尿はやや透き通った黄色をしていますが、これは、腎臓で生成されて尿の中に排泄されるウロクロームという物質によるものです。このウロクロームの生産量は一日七五ミリリットルと決まっているので、もし、尿の色が濃くなっていたら体内の水分量が少なくなっている証拠と判断し、少し多めに水分を摂取すると良いでしょう。

3　適度な運動で汗と二酸化炭素を排出する

そのほか、汗や二酸化炭素も体外へ排出される物質です。汗には体温が上がり過ぎないように調節する機能のほか、便や尿で排泄されない重金属などの毒素を出すという重要な役割もあるため、ウォーキング等の適度な運動を行ったり、少し長めの風呂につかったりしながら、汗をかく機会をつくるようにしましょう。

また、高血圧の人が運動を継続的に行うと、血圧を安定させるというデータもあります。さらに、運動を終えた後でも、しばらくは必然的に呼吸が深くなりますので、二酸化炭素の排出量も増えています。呼吸法については、第5章で詳しくお話しします。

不要になった二酸化炭素を深く、しっかり吐き出すことは副交感神経に作用します。神経をリラックスさせるため、血圧を一定値に下げる働きもありますので、時間をみつけては体を動かすことは非常に効果的です。

運動の内容は無理なく行える程度のものであれば何でも結構ですが、筆者が提唱する運動法については、後ほど第5章で詳しくお話しますので、ぜひ、そちらも参考にしてみてください。

このように、「入れる―まわす―出す」の三つを滞りなく、スムーズに循環させることで私たちの健康は維持されています。この「健康サイクル」は、決して特別なものではありません。高血圧症の改善に役立つだけではなく、他の症状や不調の改善・解消にも効果的です。

健康というものは特別なものではありません。私たちは通常、健康を前提としてこの世に生を受けています。「今を健やかに活きていること」、それが健康です。健康になるための条件は、国籍や年齢や体格によって異なるわけではありません。等しく、すべての人が共通に持つものです。

つまり、健康を導き出すための最大公約数ともいえる「健康サイクル」は、現在、健康体を満喫している人にとってはその健康を一層ゆるぎないものとするのに役立つでしょうし、また、健康という範疇を多少はみ出してしまった人にとっては、再び、健康という原点へ戻るための道標となってくれるはずです。

ぜひ、毎日の生活でこうしたサイクルを意識し、良いものを「入れ」、スムーズに「まわし」、きちんと「出す」ということの大切さを心がけるようにしてください。

高血圧症は、血圧が高くなる「入れ方」「まわし方」「出し方」をしているために起こります。この「高血圧サイクル」を脱すること。これをしっかり認識し、「健康サイクル」を実践することが肝心です。

第5章

脱！　高血圧のための健康サイクル五ヵ条

ということも学んだ。

無理なく、マイペースで生活の質を上げよう

高血圧を引き起こす体の仕組みも理解した。高血圧症と判定する基準値の変遷も認識した。そして、ストレスに対する心の使い方や、私たちの体は食べたものによってつくられているということも学んだ。

さあ、最終確認です。

この章では、皆さんが高血圧症から抜け出すために、毎日の生活で簡単に取り組めることを五つ、提案していきます。

「えっ、たった五つのことで高血圧症が良くなるの？」

そんなふうに思う人もいらっしゃるかもしれません。これまでずっと悩みの種だった高血圧症と、たった五つのことを行うだけでサヨナラすることができるなんて……。

しかし、よく考えてみてください。

私たちの体は、本来、健康であるべきものです。健康だからこそ、こうして毎日生きていられるわけですし、食事だって美味しく摂ることができます。

私たちの原点は健康であり、決して病気ではありません。

そう考えると、少しだけ「高血圧」という方へぶれてしまった針を原点に近づけるだけで、私たちは健康というゼロ地点へ戻ることができるはずです。物事には、必ず原因と結果があります。原因のない結果など、決してありえないのですから、「高血圧」という結果を生んでし

まった「原因」を調整してあげれば良いだけのことです。

ここでお話しする五つの事柄を、自分のペースで、できることから始めてみてください。私たちの体というものは、非常に素直で正直です。私たちがきちんとケアしてあげればあげるだけ、必ずそれに応えてくれます。あたりまえのことを、ごくあたりまえにやってみる。それだけで、体は少しずつ良い方向へ変わっていきます。

体が変われば心も変わる。そうすれば、あなたの生活の質（Quality Of Life＝QOL）も、徐々に上がっていくのです。

健康サイクル五ヵ条　その一
「食事は楽しみましょう」

食事をするのは何のため？

一日三回、摂る食事。あなたにとっていつも楽しいものですか。

テレビや雑誌を見ながら、テレビゲームをしながら、と「ながら食べ」が習慣になってはいないでしょうか。

おざなりに食べ物を口に入れるだけでは、楽しい食事とはいえませんよね。食事というのは、このような、単にお腹を満たすだけのものではないのです。

それでは、私たちは、何のために食べるのでしょうか。

食事をする一つ目の目的は、もちろん「生きるため」ですよね。自然界の動物はすべて、生きていくために食べなければなりません。わが家には二匹の小型犬がいます。日ごろ仲良く遊んでいますが、食べることには貪欲です。一気に飲み込み、あっという間に皿の中は空になり、すきあらば他方の皿の中を食べてやろうという勢いです。

同様の光景を、お昼のオフィス街で見かけませんか。目の前のラーメンを一気に食べて席を立つビジネスパーソン。このように黙々と食事をする「早食い」は、時間がきたから食べる、あるいは、食欲にまかせて一気に食べるという動物的な行為であり、これでは「食事」ではなく、食べるだけの「食餌」、つまりエサ獲りになっています。

二つ目は、「健康のため」です。「食」という字は「人＋良」と書くように、人体にとって良いものでなければなりません。第４章でお話ししましたように、人体では合成できない必須栄養素が少なくとも五〇種類あり、必ず食べ物から摂り込まなければならないのです。これらを多く含む食べ物が、「人体にとって良いもの」ということですが、「カラリー食品」などの生命素が含まれていない食品や、間違った食べ方は、健康度を確実に低下させてしまいます。

たとえば、お酒だけ飲んでいても、お菓子だけ食べていても、生きていくことは可能です。しかし、これらは嗜好品でしかなく、必須栄養素が揃っているわけではありません。私たちは、それらに含まれている栄養素だけしか利用することができないのです。体は食べたものによってつくられているということをしっかり認識しましょう。

三つ目は、「楽しむため」です。食事は調理する楽しさ、食べる楽しさを与えてくれます。同時に、食材の生命を頂くことや、料理を作ってくれた人に感謝することを学び、人を思いやる感性を育てます。

食事を楽しむということは、人間にしかできません。

最近は、イヌやネコなどのペットもずいぶんグルメになってきて、かつお節をご飯にふりかけただけのいわゆる猫まんまには見向きもしない、という話を耳にします。ペットショップには、人間用かと見間違うような、洒落た缶詰のペットフードがずらりと並んでいますよね。

しかし、本当にイヌやネコが繊細な味の違いを楽しんでいるのかというと、それははなはだ疑問です。「おいしいワン」とニターと笑うイヌやネコを見たことありますか。たとえば、ペットの飼い主が台所でごそごそとエサの袋を開け始めると、イヌはしっぽを振って飛んできますよね。ネコは「待ってたニャン！」と言わんばかりに、飼い主の足にじゃれつくようにして、ゴロゴロと喉を鳴らし始めますよね。

これはエサを貰えるのを喜んでいる証拠です。「うれしいな、早くちょうだい！」と、イヌやネコが感じているのです。しかし、あっという間に食べ終えるとおとなしくなります。このように、彼らはうれしいという感情を本能として持ってはいますが、食べるという行為を楽しんでいるわけではありません。愛犬が、両手を合わせ「ごちそうさまでした」と、ペコリと頭を下げてくれたことは一度もありませんから。

私たち人間は、「お腹が空いたな」と思えば「今日は、何を食べようかな」と考えることになります。

「今日の気分はカレーだな。カレーといえば、あの店のあのカレーが美味しかったから、またあそこへ行こうかな」など、過去の記憶を呼び起こしながら、食べたいものを、あれこれと自由に楽しむことができるのです。

突然ですが、あなたは今、お腹が空いていますか。もし、空いているなら何が食べたいですか。ちょっと考えてみてください。

食べたいものがすっと言えましたか。言えればOKです。まさか「何でも良い」とお答えになった人はいないですよね。それじゃ、わが家の愛犬たちと同じですから。

失礼しました。これは冗談です。

筆者自身も以前は無意識に、「何でも良いよ」と言ってしまうことがありました。しかしよく考えてみると、食材側からすれば、こんな人に食べてもらいたくないと思うでしょうし、調理してくれる人にもこんな失礼なことはありませんよね。「お腹が空いたから、ただ目の前にあるものを食べるだけ」では、せっかくの食事の楽しさが半減してしまいます。

口に入れるものの選択は自己責任ですから、知的な人は、食べるものにも関心を持っています。なぜなら、食事を楽しむことが、人間らしさの一つとわかっているからです。

食事は副交感神経のスイッチ役

家族や友人と楽しく食卓を囲むと、誰もがリラックスして楽しい気分になるでしょう。一人で黙々と箸を進めるより、みんなでワイワイと大皿を取り分けたり、「これ、美味しいよ！」「食べてみる？」などと会話しながら食事をするのでは、どちらが楽しいか、明らかですよね。

そこで、この食事と、私たちの生命活動を支えている自律神経との関係についてみていきましょう。

自律神経は、自動的に人体の六〇兆個の細胞をコントロールしていますが、これには交感神経と副交感神経があるということは、これまで何度かお話してきました。交感神経は昼間、活動的なときに活躍する神経であり、一方、副交感神経は体を緊張から解きほぐし、休息させるように働く神経のことでしたよね。

私たちは無意識に、この二つの正反対の神経をバランスよく切り替えて生活しているのです。たとえば、交感神経系のスイッチが入れば血管が収縮し、心拍数が増加します。この結果、血圧が上昇することは十分におわかりいただけましたよね。この要因がなくなれば、自動的に副交感神経が働き、元の安定した状態に戻ります。

それでは、皆さんにおたずねしましょう。

私たちが食事をするときに活発になるのは、交感神経と副交感神経のどちらの神経だったでしょうか。

そう、食事をすると、体内では自動的に消化・吸収が始まりますが、この「消化・吸収」の機能を司っているのは、副交感神経でしたね。副交感神経には疲れた体を休息させたり、活動で傷ついた細胞を修復したりする働きがあります。体内に摂り込まれた食べ物を消化したり、栄養素を吸収したりすることも、副交感神経が優位となって行われる活動なのです。

こうして、食事で副交感神経を優位にすることによって過度に緊張状態となった交感神経を解きほぐすことは、私たちの心身にとってとても大切なことです。楽しい食卓には、笑顔と笑い声が溢れます。みんなで談笑しながら食べれば、ますます食事が美味しくなるでしょうし、そうなると、副交感神経の働きももっと活発になって、さらに気分がゆったりと楽しくなります。

しかし、もしこれが一人でテレビを見ながら黙々と食事をしていたり、「まずいなあ、こんなもの食べたくないよ」と思いながら食事をしていたりすると、せっかく食事で副交感神経が優位になっていたとしても、また、イライラが募ってきてしまいます。リラックスするはずの食事が楽しめなかったら、結局、交感神経が優位になって、気持ちを緩めることができなくなってしまいますよね。

とはいえ、現在は一人暮らしの家庭も多くなっていますから、毎食、家族や友人と食卓を囲むということは、非現実的なことかもしれません。そんな人は、週に一度や二度、友だちと食事をする機会を設けてはいかがでしょうか。たとえ、友だちがいないと思っている人でも、「一緒に食事しない？」と、勇気を出して周囲の人を誘ってみたらどうでしょう。そうすれば、毎日の生活にもメリハリがつきますし、副交感神経のスイッチが切り替わるリズムも正常になります。

一緒にテーブルを囲めば、あっという間に親しくなれますから、美味しい食事を楽しむことができる上、友だちとも親しくなることができて、まさに一石二鳥ですよね。

食事を楽しむということは、一見、何でもないように見えますが、実は、免疫機能を高めるためにも、とても大切なこと。楽しい食卓には笑顔と笑い声が満ちています。次は「笑い」が健康に良いということについて、お話しましょう。

健康サイクル五ヵ条　その二
「毎日、『心』も『顔』も笑顔で過ごしましょう」

前著、『「脱！がんサイクル」のすすめ』（花伝社）でもお話しましたが、「笑う」という行為には免疫力を高める偉大な力があります。

大阪大学医学部精神医学教室が行った実験によると、笑いには、がんの細胞を処理してくれるＮＫ（ナチュラルキラー）細胞を活性化させる働きがあるそうです（二〇〇〇年九月一六日

『日本経済新聞』）。

どんなに健康な人でも、毎日、三〇〇〇〜数万個のがん細胞が体内で生まれています。これは人体のあちこちで発生する活性酸素が主な原因です。活性酸素は遺伝子を傷つけ、正常細胞をがん細胞に変えてしまいます。しかし、がん細胞がすぐにがんにまで成長するわけではありません。この白血球であるNK細胞が、がん細胞をみつけては、パーフォリンというドリルでどんどん穴を開け、処理していきます。したがって、NK細胞が正常に機能しているうちは、がんを発症することはありません。

ただ、困ったことにこのNK細胞はストレスに弱いという欠点を持っています。

私たちがストレスを感じると、副腎皮質からコルチゾールというホルモンが分泌されます。このコルチゾールは、糖新生といって、ストレスに対応させるためのエネルギー源を確保しようと、体たんぱく質を分解し、アミノ酸を血糖に変えてしまいます。

その際、なぜかコルチゾールはNK細胞の受容体にも結合してしまい、大切な機能を持つNK細胞を動けなくしたり、壊したりしてしまうのです。この作用があるために、ストレスが長引いてしまうとがん細胞の処理ができなくなり、がんを助長させてしまいます。

「ストレス」がこのNK細胞を抑制してしまう一方で、逆にNK細胞を活性化させるものもあります。そう、それが「笑い」なのです。

「笑い」のメカニズム

大笑いすると横隔膜が上下し、それに連動して肺や内臓が動きます。呼吸器、消化器などの血流が良くなり、その結果として血圧が下がり、免疫力を向上させます。この免疫力の向上というのは、実は、ＮＫ細胞が活性化することなのです。

そこで、「笑い」と「ＮＫ細胞の活性化」との関係について、少しお話してみましょう。

近年、脳内の研究が進み、神経伝達物質の放出を調節する「神経ペプチド」という物質が、神経内から多数発見されています。その働きは様々あるそうですが、その一つが、βエンドルフィンです。

これは、たとえばマラソンのように長い時間走っていると、ランナーズ・ハイといって、走る苦痛を軽減し、次第に気分を高揚させ幸福感に変える作用をもつものです。

この「エンドルフィン」とは「エンド」（内側）と「ルフィン」（「モルヒネ」の「ルヒネ」）を合体した言葉で、脳内麻薬様物質ともいえるものです。

皆さんがけがをしたとしましょう。そんなときは強烈に痛みが走りますが、これが生命に関わるような大けがの場合は、ほとんど痛みを感じません。そのときに出ているのがこのβエンドルフィンで、ランナーズ・ハイのように高揚感があり、痛みを和らげてくれるのです。

それでは、このような作用をもつβエンドルフィンは、マラソンや大けがのように、息も絶え絶えの状態にならないと出てこないのかというと、不思議なことに「笑う」ことで分泌されることが、数々実証されてきました。

そして、このβエンドルフィンは、ＮＫ細胞にある受容体に結合し、これを活性化させる作用があることもわかりました。すなわち、笑いはＮＫ細胞を活性化し、体の免疫力をアップすることになるわけです。

このような、少々難しそうな理屈は抜きにしても、「笑いは健康に良い」ことは誰でも知っていますよね。しかし、良いとわかっている皆さんは、毎日どれくらい笑っていますか。「もう何ヵ月も笑っていないな」という人はいらっしゃいませんか。明るく「ワハハハッ」と笑うお年寄りに認知症の人はいませんし、豪快に笑える人はストレスにも負けないたくましい心を持っているものです。こんなふうに、笑いは健康の度合いを表わすバロメーターともいえるのです。

人が笑っているとき、頭の中は空っぽになり、何も考えられませんよね。笑っている間は、たとえほんの短い間だとしても、悩みごとやイライラなど、きれいサッパリ忘れてしまうでしょう。

「ああ、おかしかった」と、ようやく笑いが一段落すると、「あれ、そういえばさっきまで私は何を悩んでいたんだっけ？」なんていうふうに、心がすっかりリセットされたような体験をしたことがある人も少なくないでしょう。

日々の小さな悩みや迷いやイライラが積み重なり、やがて「心と体の張り」「頑張り過ぎ」

というストレスを引き起こし、それがノルアドレナリンやアドレナリンの分泌を促して、結果的に高血圧を招くのだということは、すでにお話した通りです。では、その「頑張り過ぎ」という心と体のしこりを、笑いで解きほぐすことができるなら……。そう、血圧はすっと下がり、たちまち正常の範囲内におさまるでしょう。

つまり、笑いはＮＫ細胞を活性化してがんなどの病気を防いでくれるだけでなく、私たちが毎日、健康的な生活が送れるよう、体の調子を整えてくれる働きも持っているのです。

「そうか、ではいつも笑っていれば良いのか」といって、いざ笑おうとしても、理由も無く大きな声で笑うことはできませんよね。そこで、どんなときでも笑顔を保つようにちょっと意識してみましょうよ。

心と体は一体です。心の調子が悪ければ、必ず体もそれに引きずられるようにして具合が悪くなりますし、その逆も然りです。ですから、体（顔）が笑っていれば、やがて心も笑いだすはず。そのように心と体がいつも笑顔でいられたら、小さなストレスの塊などさっと雲散霧消してしまいますよね。

部屋で鏡を見ながらニッコリしたり、町を歩いていてショーウィンドウに映った自分の顔にニッコリしたり。そんなふうに、「ニッコリ」する習慣をつければ、毎日、心と体に明るい笑顔が溢れるはずです。

健康サイクル五ヵ条　その三

「吐く息を意識して、呼吸を整えましょう」

呼吸というと、よく、男性は腹式呼吸、女性は胸式呼吸をしているといいますよね。これは、女の子が女性になろうとする思春期に、将来、お腹の中の赤ちゃんを圧迫しないように、腹式から胸式へ呼吸法が自然に変わるためです。

呼吸する際に胸郭を持ち上げるのが胸式呼吸、横隔膜を下げるのが腹式呼吸ということですが、実際にはこの両方の要素を使って呼吸しています。

しかし、健康的な呼吸法というと、腹式呼吸が良いと聞いたことがありませんか。この点について三つのポイントをあげてお話してみましょう。

まず一つ目。「呼吸」という漢字をご覧ください。「呼」は息を吐くこと。「吸」は息を吸うことですが、ここに自律神経が関与しています。この仕組みは少々専門的なので結論のみ言いますと、「呼」は副交感神経、「吸」は交感神経が担当すると覚えておいてください。

何度もお話しましたように、「高血圧」は交感神経の興奮によって起こります。ならば、呼吸を意識的にコントロールし、「呼」すなわちゆっくりと十分に息を吐き出すことで、副交感神経を刺激すれば良いのです。交感神経は抑えられ、リラックス状態となり、自然に血圧は正常に戻ります。

次に二つ目として、「呼」も「吸」も、横隔膜を使って大きく「腹式呼吸」をすると、内臓がつられて動くことになりますね。先ほど、「笑顔」のところでお話した通りです。ちょっと、「ハハハハ」と笑ってみてください。どうです、息を吐いていませんか。副交感神経を刺激すると同時に、お腹もしっかり動くでしょう。

横隔膜の下には、肝臓、胃、脾臓、膵臓、小腸、大腸があり、呼吸のたびにこれらが動きますので血液の流れが良くなります。内臓が温まって冷えの改善につながったり、また、腹筋が強化されて便秘が解消されたり、ウエストを引き締めたりといった効果もあります。

消化器官は本来、副交感神経によって活動するものですが、逆に、内臓を動かして血行が良くなると、副交感神経が刺激されることになり、結果的に血圧も下がることになってきます。

そして三つ目。「呼＝息を吸う」ときは鼻で行うこと。口から息を吸った場合、空気中の雑菌の侵入を防ぐ機能を持つのは扁桃腺くらいしかありません。鼻で呼吸すると、鼻腔は雑菌等をカットし、空気を暖めて肺に送ることができる機能をもっています。口呼吸をする子どもはよく扁桃腺を腫らして高熱を出します。将来、腎炎を起こしやすくなりますので、鼻で呼吸するように直してあげなければなりません。息を吸うときは、必ず鼻呼吸を行いましょう。

腹式呼吸の方法

正しい腹式呼吸は、こんなふうにイメージすると良いでしょう。

1. お腹を凹ませながら、鼻または口でゆっくりと息を吐く。このとき、体の中の悪いものをすべて出しきるようにする
2. 背筋を伸ばして、鼻からゆっくり息を吸い込む。丹田（おへその下）に空気を溜めていくイメージでお腹を膨らませる
3. 吸うときの倍くらいの時間をかけるつもりで息を吐く

大切なのは、息を吐くときはゆっくりとお腹を凹ませることに、息を吸うときには反対にお腹を膨らませることに意識を集中させるということです。しっかりとお腹の部分に息が出入りしていることがわかるよう、慣れないうちは手で抑えて確認しながら呼吸してみると良いでしょう。

また、吐くときには吸うときよりも長い時間をかけて、じっくり行うことが大切です。どうしても、私たちは「吐く」より「吸う」ということを重視してしまいがちですが、新鮮な酸素を取り入れるには、まずは体内ゴミである二酸化炭素を吐き出さなければなりません。つい、吐くことにかける時間が短くなってしまいがちですが、あえて意識して、吸うときよりも長い時間をかけましょう。これによって呼吸が深くなり、体の隅々まで血液が届くようになります。末梢血管の血流が良くなれば、体温は自然に上がってきます。

ただし、あまり難しく考えないでください。横隔膜をゆっくりと大きく動かすだけで良いのです。これだけで心身に与える影響は想像以上に大きく、自律神経を安定させてくれます。

この呼吸法は、会社で仕事をしているときでも、通勤電車の中で立っているときでも座っているときでも、また、自宅でテレビを見ているときでも、いつでもどこでも簡単にできます。気がついたときで良いのです。何も特別な時間をとる必要はありません。折に触れて呼吸を意識することで、心身をリラックスさせ、血圧も安定させることができるのです。

それから、最後にちょっと面白い話を一ついたしましょう。

東京工業大学教授の本川達雄先生は、著書『ゾウの時間ネズミの時間』（中公新書）で、「哺乳類の呼吸回数は約五億回である」と述べられています。たとえばゾウやキリンなどの大きな動物も、ネズミやイヌ、ネコなどの小さな動物も、哺乳類は一生のうちに大体五億回の呼吸をしているそうなのです。そして、それらの動物には体に見合った呼吸のテンポというものがあり、象のような大きな動物ほどゆっくりしているのに比べ、ネズミのような小さな動物は忙しく呼吸をしているというのです。

ということは、それぞれのテンポで、およそ五億回の呼吸を終えたときがその動物の寿命ということであり、ゾウは八〇年、イヌやネコは一五～一八年、ネズミは四年というものが、五億回の呼吸を終えるタイムラインといえるようです。

さて、それではこれを人間にあてはめてみましょう。

通常、人間は一分間当たり平均で一二回ほどの呼吸をするので、一時間に約七二〇回呼吸をすることになりますよね。一日で約一万七二八〇回となり、一年間で約六三〇万七二〇〇回。五億回で寿命が尽きると考えると、人間の平均寿命は七九・二七歳と計算することができます。若干の誤差はありますが、現代日本人の平均寿命に近い数値だと思いませんか。「呼吸回数は五億回」という説も、なかなか面白いですね。

そう考えると、五億回の呼吸をできるだけゆったり行うようにすれば、もっと寿命は長くなると思いませんか。たとえば、一分間当たり一二回呼吸をしているところを、一〇回にしてみれば、なんと寿命が九五・一三歳まで延ばせますよね。

「長生き」は「長息」とも書けるように、「少しでも長くこの世を堪能したい！」という人は、せかせかと息を吸ったり吐いたりするのではなく、ゆったりと楽しむように呼吸をすると良いかもしれません。

健康サイクル五ヵ条　その四
「ニコニコペースで体を動かしましょう」

運動をしていると次第にポカポカと温かくなって、頬の辺りが火照ったように赤くなることがありますよね。これは、運動をすることによって血液の循環が良くなって、血流量も増しているためです。全身を巡る血液の量が増えるのですから、当然、血圧は上がっています。しかし、その一方で「運動不足は高血圧の原因の一つ。だから、適度な運動をしましょう」ということも耳にすることがあるでしょう。

運動をすると血圧が上がるのに、運動不足も高血圧の原因だなんて、何だか矛盾しているように感じませんか。

血圧は理由があって上昇するとお話しましたね。これも体を動かすという理由があって血圧が上がりますので、全く心配はありません。運動することによって、体の隅々まで血液を回し、すべての細胞に栄養素と酸素を送り届けることができますので、代謝が促され、細胞が活性化します。

運動が終わっても、しばらくは代謝が亢進していますが、次第に落ち着いて血圧は安定してきます。

運動するなら、自分の好きなもの、長く続けられそうなものをやることです。健康的にはウォーキングをお勧めしますが、楽しめるものなら何でも良いのです。これを習慣づけることで、生活のリズムが生まれ、第3章でお話しました神経伝達物質であるセロトニンが合成されやすくなります。

ただし、運動が義務とならないようにご注意ください。雨が降ろうが槍が降ろうが、絶対にやり続けるというのでは、かえってストレスとなってしまいます。

また、「運動は健康に良い」と思われていますが、突然死を起こしやすい運動を種目別にみると、ジョギング、ゴルフと続きます。「ジョギングの教祖」と呼ばれたジェームス・フィックスというアメリカ人も、五二歳という若さでジョギング中に心筋梗塞を起こし、急死しています。過度の運動は大量の活性酸素を体内に発生させますので、ニコニコと笑顔でできる程度に楽しみましょう。

それから、運動不足は、長時間同じ姿勢で仕事を続けている人に多くみられます。必要なものは少し遠くに置いておいて、それを取りに行き、終わったら元の位置に戻してくるなどして、自然に体を動かすように工夫することも良いでしょう。一日合計で三〇分ほど体を動かすことが目安となります。

また、「運動の大切さは良くわかっているけれど、毎日残業、残業で、時間が全くとれない」とか、あるいは、「これまで、全く運動習慣がなかったから、いきなり運動をするなんて体力が不安」と、言う人もいらっしゃるかもしれませんね。

それでは、オフィスでも家庭でもできる簡単な運動をご紹介しましょう。

まず、椅子に腰掛けますね。そして、背筋をピンとまっすぐに伸ばします。そうしたら、足の指先を動かしてみてください。始めは五本揃えて前に折ったり、伸ばしたりしてみます。どうですか？　ちゃんと、指先が動きますか？

特に、足先が冷たいと感じている人は、これを何度も繰り返してみましょう。

それができたら、今度はもうちょっと違う動きを加えます。「グー、チョキ、パー」と、足の指で形を作ることができますか？　もちろん、右足も左足も、両方です。

これができたら、両足でジャンケンをしてみましょう。「右がグー、左がチョキで、右足の勝ち！」など、左右違うものを出すのがポイントですよ。

これは、なかなか難しい運動ですよね。足の指は思うように動きませんし、右は動かせても左はできないというように、左右差もあるかもしれません。しかし実は、この「足指ジャンケン」が末梢神経を刺激する良い運動になるのです。

血液が末梢の細胞まで届きにくくなることが、高血圧を招く要因であることはすでにお話しした通りです。それならば、足先まで血液がスムーズに届きやすい環境をつくってあげれば、体はわざわざ血圧を高くする必要はないのですから、次第に血圧も下がってくるはずですよね。

足指のジャンケンは、つまり、「一番、血液が流れにくいところの血液量を増やして、自動的に血圧を下げよう」というものなのです。

この「足指ジャンケン」は、オフィスで仕事をしている時でも、簡単にできます。ちょっとした息抜きにもなるでしょうし、頭の体操にもなるでしょう。ぜひ、これからの習慣に加えてみてください。最初は思うように指が動かせなくても、あきらめずにトライし続ければ、やがて、末梢神経の働きも活発になり、スムーズにジャンケンできるようになるはずです。

健康サイクル五ヵ条　その五
「十分な睡眠をとりましょう」

自然のリズムで生活しよう

睡眠の役割とは何でしょう。

もちろん、「休養」ですよね。昼間は脳も体もずっと活動している状態なので、夜にはすっかり疲労が溜まっています。食事から摂取した栄養素を材料として、これらの疲労を癒そうというのが、睡眠の一番の役割です。

まずは、脳の疲労という面から考えてみましょう。

昼間、脳はずっと働きっぱなしの状態です。色々なものを見たり聞いたり、誰かと話したり、仕事をしたり、考えたり、脳は片時も休むことがありません。常にフル回転の状態ですから、これに緊張感が加わると、次第に能率が下がり、ミスも発生しやすくなります。

そこで脳は、疲れてくると目の奥や額の後ろにあるアラームを鳴らし、集中力の低下、眠気やだるさ、頭痛や肩凝りといった、いわゆる疲労感を感じさせて休息を促します。そのため、脳の疲労というシグナルを素直に受け止め、小休止、休憩、睡眠といった「消極的休養法」と、心地の良い音楽を聞いたり、本を読んだり、散歩したりと、気分転換を図る「積極的休養法」をうまく用いることが大切になってくるのです。

このシグナルを無視したり、気づかずにいたりすると、脳神経がショートしたような自律神経失調症状態に陥るかもしれません。そこで、少なくとも夜には十分な睡眠をとることが必要です。

睡眠状態に入ると体温は低下し、脳への血流も日中に比べて減少します。つまり、睡眠中に脳温を下げて機能を低下させることで休息し、疲労を癒そうというわけです。

また、体の細胞や血管などの疲労についても同様で、たとえば血管の場合、一日中猛スピードで血液が血管の中を流れているわけですから、血管の内壁も少しずつ傷ついてしまいます。そこで、アディポネクチンという血管修復ホルモンを分泌して、毎日血管内のキズを修復しなければなりません。その間、血圧の低下が不可欠ですから、夜間の睡眠によって血圧が低下する時間帯を利用して行われます。

つまり、「夜、ぐっすり眠ること」は、副交感神経が優位になって高血圧の治療にも役立つと同時に、脳梗塞や心筋梗塞などの血管病も防いでくれるということなのです。

皆さんご自身のことを、振り返ってみてください。

夜、しっかりと眠れていますか。睡眠時間はその人の年齢や生活パターン、運動量によって様々だと思いますが、大切なのは「質の良い睡眠をとる」ということです。

そこでまず、第３章でお話ししましたメラトニンを十分に分泌させることが大切になってきます。そのためには、明かりと音を消し、寝室を真っ暗にして休みましょう。その前に、メラト

図表 5-1　睡眠のリズム

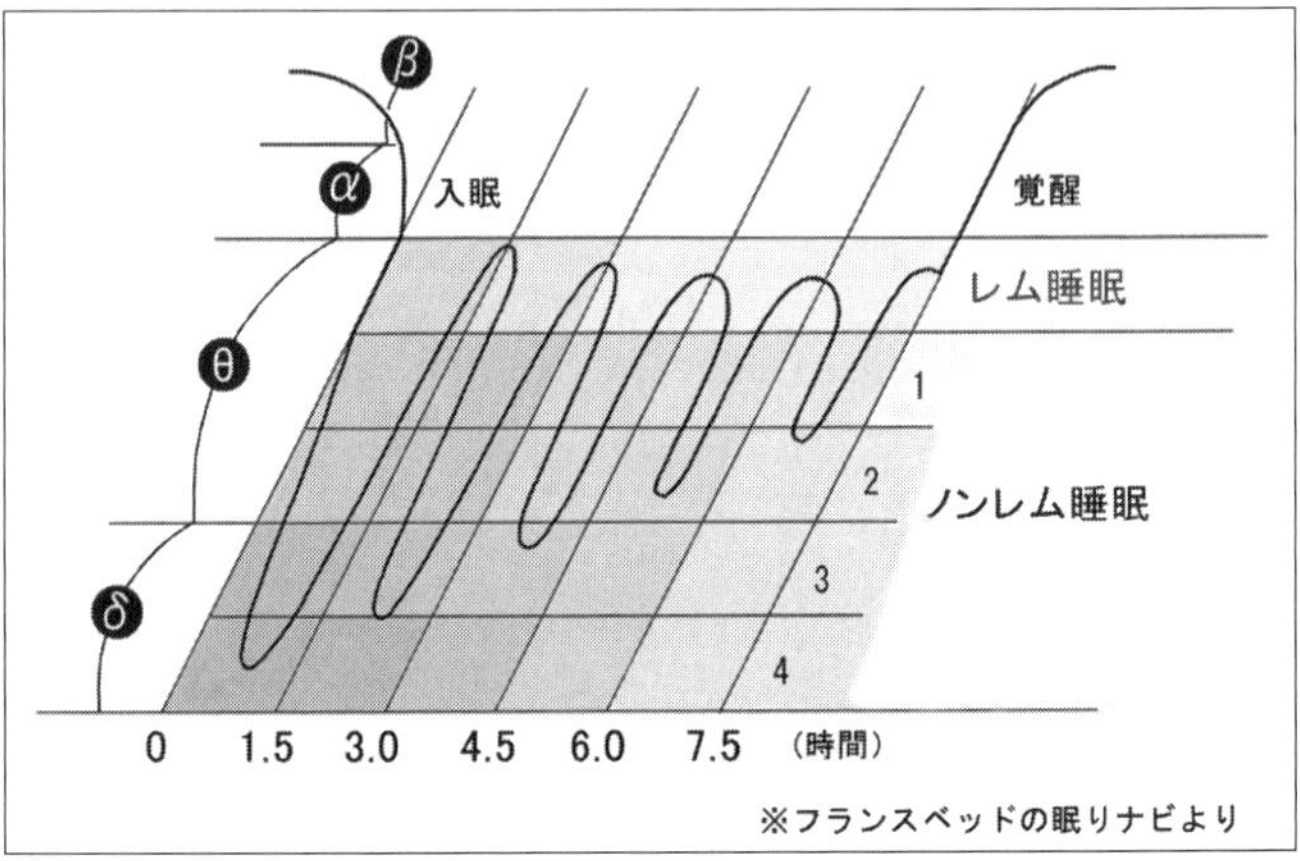

ニンがセロトニンからつくられるのを思い出してください。朝日は特に大切ですが、昼間、できるだけ日光を浴びておくことも必要ですよ。セロトニンが十分にあってこそ、メラトニンがつくられ、深い眠りを得ることができるのです。

次に、睡眠のリズムを利用しましょう。「ノンレム睡眠」や「レム睡眠」という言葉を聞かれたことはありませんか。図表5-1のように、睡眠中は、深い眠りのノンレム睡眠と、浅い眠りのレム睡眠を交互に繰り返しています。

ちなみに「レム睡眠」とは、Rapid eye movement（速い目の動き）の頭文字を並べたもので、体は深く眠っているのに、脳は覚醒に近い状態で活動し、閉じたまぶたの下で目がキョロキョロと動き、夢を見ている状態をいいます。一方の「ノンレム睡眠」はNon（No）のレム睡眠なので、体も脳も完全に熟睡しています。

私たちはまず、ノンレム睡眠と呼ばれる深い睡眠サイクルに入ります。このときはいわゆる熟睡状態となり、大脳はしっかり休息をとっています。そして入眠から約九〇〜一〇〇分後、今度はレム睡眠と呼ばれる浅い睡眠に入ります。レム睡眠では脳の活動が活発になり、この状態で記憶の整理が行われていますので、夢を見ることになります。

では、こうした二つの睡眠の特性を踏まえて、どうしたら深い眠りを得ることができ、さらに、スムーズに朝、目を覚ますことができるのかを考えてみましょう。

いかがでしょう、おわかりでしょうか。ノンレム睡眠からレム睡眠、そして覚醒へと段階的に移行することで、脳をスムーズにスタートアップさせれば良いのです。九〇分ごとにノンレム睡眠とレム睡眠が入れ替わる睡眠のリズムを利用して、その倍数の睡眠時間をとれば良いということになりますよね。

成人であれば、およそ六時間程度の睡眠が望ましいでしょう。次は七時間半、これは少々寝過ぎかもしれませんね。

ちなみに、筆者は長年、睡眠時間が約三時間か四時間半という生活を続けていますが、これでもノンレム睡眠とレム睡眠を上手に切り替えることができているので、ほとんど睡眠不足を感じることはありません。また、必ず朝風呂に入って体を温めることを習慣にしていますので、いつも目覚めはバッチリ、快適な朝を迎えています。

そしてもう一つ睡眠で大切なのは、睡眠をとる時間帯です。特に、夜一二時〜三時の時間帯にはしっかり眠っているように気をつけてください。

この時間になると、脳下垂体前葉から成長ホルモンの分泌が始まり、新陳代謝が高まります。皮膚や毛髪、血管、筋肉など、傷ついた細胞が修復される、まさに睡眠のゴールデンタイムなのです。

それから、生物には体内時計というものが備わっています。

これは、朝になると「起きなさい」、夜になると「眠りなさい」と指示するもので、眠気のほか、体温やホルモン分泌など、様々な生理現象が体内時計にコントロールされて昼夜の変動を繰り返しています。

この体内時計というものは、面白いことに一日二五時間という周期で動いていることが明らかになっています。しかし、もちろん一日は二四時間ですから、どこかで一時間を調整しなければなりません。この調整役を果たしているのが、睡眠なのです。

人の体内時計は、脳内にある視交叉上核という神経細胞の集まりの部分で制御されており、この視交叉上核で「朝ですよ」「夜になりましたよ」というスイッチが切り替えられています。

朝、目覚めると目の中に太陽のまぶしい光が飛び込んできますよね。そうすると、その光の情報は視神経を通じて視交叉上核に運ばれ、夜から朝へスイッチが切り替わるという仕組みです。

とても単純ですが、この仕組みのおかげで私たちは一日二四時間という自然のリズムと二五時間の体内リズムを同調させることができているのです。

しかし、もし昼夜逆転の生活をしていたり、朝方近くまで夜更かししていたりすると、どうなるでしょう。当然、視交叉上核は朝日の情報をキャッチすることができませんから、体内時計は自然のリズムと同調することができず、完全に狂ってしまいますよね。こうした生体リズムの狂いは人間にストレスを与え、結果的に体調を狂わせてしまったり、免疫力を低下させてしまったりするのです。

人も自然の中で生きていることを考えれば、「夜は眠り、朝日とともに起きる」というあたりまえの生活が、最も健康的で心身ともに良いものであることは明らかです。高血圧症が気になるという人は、ぜひご自分の生活リズムを見直してみてください。そして、「いつも夜更かししていたな」と思う人は、一時間でも二時間でも早く寝るようにしてみてください。きっと、それだけで心身ともに大きく変わると思います。

昼食後の昼寝もリラックスに効果あり

そうはいっても、残業、残業が続いて、どうしても夜の睡眠が不足しがち。会社でもストレスが多くて疲労が溜まる一方だ……。そんなビジネスパーソンの人もいらっしゃるでしょう。そういう人にお勧めなのが、プチ睡眠である「昼寝」という方法です。

「えっ！　会社員なんだから昼寝なんてとても無理。だいいち、寝る場所もないじゃない」こんな声が聞こえてきそうですが、実は、昼寝には一〇分程度の短時間で体の疲れを癒すごい力があるのです。

食事をすると、通常は副交感神経が優位になってリラックス効果が高くなりますよね。しかし、会社勤めをしている場合、ランチをゆっくり楽しむというわけにはいかず、いつものメニューを慌ただしくかき込むだけ、ということになりかねません。そうであれば、本来食事中に活発となるはずの副交感神経も現れず、相変わらず交感神経優位の緊張状態が続いてしまいます。

そこで、食後に昼寝をすることで、交感神経と副交感神経のスイッチを切り替え、午前中の疲れを癒そうというのです。

スペインなどのように、シエスタ（午睡）が習慣となっている国なら昼寝をするのも問題ないかもしれませんが、日本の会社で堂々と昼寝をしたら「あいつは怠けている！」と、上司に目をつけられてしまいそう……。こんな心配もあるかもしれませんね。

しかし、昼寝には疲労を回復させる効果があります。たった一〇分や一五分でも昼寝をすれば、午前中の疲れが吹き飛び、また午後からバリバリと仕事をこなすエネルギーが生まれるのですから、きっとその働きぶりを見たら上司も文句を言わなくなるに違いありません。

何も体を横たえてぐっすり眠る必要はありません。食後、机に座り、軽く目を閉じているだけでも十分、効果があるのです。

もし、会社で眠りにくければ、近所の公園や公共のスペースなどで軽くうとうとしたり、目をつぶったりするのも良いでしょう。ただし、目覚まし時計は忘れずに。つい寝過ごしてしまい、午後の始業時間に遅れるということがないように、十分、お気をつけくださいよ。

以上、高血圧症を改善するために気をつけるべき五ヵ条について解説しました。いかがでしたか。今からすぐにできるものばかりだったでしょう。

病気も健康も、一朝一夕でつくられるものではありません。大切なのは、いつの間にか身に染み付いてしまった「血圧を上げる」という習慣を毎日、無意識のうちに繰り返している事実に気づくことです。

食べ物はちゃんと質の良いものを選んでいるかな、運動は適度にできているかな、夜はしっかり眠れているかな、など、この本をお読みいただきながら、自分の生活を振り返ってみてください。

要するに、血圧を高くする、自分自身の生活を振り返ることができれば良いのです。ストレスというものが、その存在に気づいたときにスッと消えていったように、健康を損なう悪しき習慣も、それに気づいたときこそ、改善への第一歩が踏み出されたといえるのです。

この本が皆さんにとって、自分の生活習慣を改めて見直すための、「気づき」のきっかけになりますように。そして、その「気づき」が皆さんに真の健康をもたらしますように。そう、願ってやみません。

エピローグ

二〇一一年三月一一日午後、広島のオフィスで最終章の原稿に手を入れながら、翌日、仙台で講義を行うため、「そろそろ出かける準備をする頃だな」と思っていたところ、「東日本大震災」のニュースが飛び込んできました。はじめは、「え〜、地震なの」と軽く構えていたのですが、テレビでは、次々と悲惨な状況が映し出されます。「まるで、これはパニック映画じゃないか！」。さっきの軽い気持ちが、もっと重苦しいものへ変わるのに、ほとんど時間はかかりませんでした。

テレビ画面には、仙台空港がみるみる津波に飲み込まれていく様子が映し出されています。筆者は毎月一回、仙台空港を利用していますが、飛行機が海側から回り込むように着陸していくときに窓から見下ろす風景が大好きでした。しかし、その美しい空港が、今は見る影もないほど無惨な姿になっている……。呆然と画面を見つめるしかありませんでした。

しかし、テレビではまだ信じられない映像が続きます。次々と海側の市町村が津波に飲み込まれていく。船が、車が、家が次々と壊され、流されていく。そして人々が波に流され、阿鼻叫喚の生き地獄がまさに目の前の現実として広がっている……。

時間が少しずれていたら、筆者も当事者になっていました。間違いなく、その渦中に巻き込まれていたと思います。

亡くなられた受講生もいらっしゃるかもしれません。愛する家族、親戚、友人などを失った人、家を失われた人もいらっしゃることでしょう。そうした皆さんの心中を察すると、胸が潰れる思いです。


この原稿を執筆している現在も、まだ、東北地方を中心に断続的な余震が起こり、ライフラインの早急な復旧が待たれています。同時に、地震や津波から命からがら避難された皆さんは、今度は「物が無い」という苦しみを体験していらっしゃいます。生活するのに最低限の食べ物、飲み物、衣類、生活用品が手に入らない。遠方へ避難したくてもガソリンがない。寒さに震え、暖をとろうにも灯油がない。しかも、世の中がどんな状況になっているのか、知りたくても情報が入ってこない。

余震に怯え、錯綜する情報に戸惑い、先行きが見えない不安を抱えている被災者の多くが不安や恐怖から血圧が高くなっていることでしょう。

あたりまえの生活がどれほど幸せなことか、このような大惨事を目の当たりにしないと、私たちはなかなか実感することができないのかもしれません。

「もう、生きているだけで良い。家族に会えただけで十分です」

被災者家族の涙ながらの言葉です。

被災者の皆さんはもちろんのこと、今、日本全国が目に見えない不安に襲われています。幸いにして、震災の影響をほとんど受けなかった地域では、街へ出れば人々が普段通りの生活を送っていますし、表情を見ていても、震災前とそれほど違いはないように思えます。

しかし、繰り返しテレビで放送される惨状や、新聞で綴られる悲しいニュースに、心を痛めない人は誰もいません。みんなが、この未曾有の災害に傷ついています。

今、日本では、誰もが多くのストレスを抱えています。

それは、私たち個々の上に降りかかるものではなく、国全体にのしかかるストレスです。

本書第3章で、筆者は「あるがままの『今』を受け入れることが、ストレスを生まない生き方である」と述べました。今、目の前にあることに集中し、それを淡々とこなしていけば、まだ起こっていない将来に対する不安や、既に起こってしまった過去への後悔などに振り回されることはありません。なぜなら、私たちが生きているのは、過去でも未来でもなく、今、この瞬間にほかならないのですから。

筆者はこんなときだからこそ、「今」を淡々とこなしていくことが大切だと思うのです。地面にしっかり足をつけて、今、やるべき事柄を淡々とこなしましょう。現実に、被災地の皆さんは互いに助け合いながら、すでに第一歩を踏み出されています。そんな姿を目の当たりにして、私たちも生きる勇気を大いにいただいています。

「頑張る」ではなく「顔晴る」という気持ちで毎日を大事に過ごす。こうした一日一日の積み重ねが、以前にも増してしなやかな強さを秘めた日本を築いていく。筆者はそう思います。

被災された皆さんが、一日も早く安心して眠れる夜を取り戻すことができますように、そして、日本中の人々が、ほんとうの笑顔で日々を過ごすことができますように。

そう、心から願っています。

なお、本書の出版にあたりまして、花伝社社長の平田勝氏、いつも迅速に応対いただきました編集部の佐藤恭介氏には、心より感謝いたします。また、執筆に際し、様々なアドバイスを頂いた鈴木博子氏、ＳＧＳ管理栄養士の田上朋夏氏に、あらためてお礼申し上げます。

二〇一一年五月

安部隆雄

安部隆雄（あべ・たかお）

1980年、現SGS（商工技能振興会）の前身となる人材教育会社創人教育システムを設立。その一環として国家資格である管理栄養士などの養成講座を西日本地区で展開し、講師として活躍。基礎栄養学、臨床栄養学をはじめ全科目を一人で講義する独自のスタイルは創業以来一貫しており、担当した講義科目は50におよぶ。1998年、全国に教室を広げ、2002年、同社代表取締役会長に就任。2011年5月現在、世に送り出した管理栄養士の数は6,000人を超える。

1990年、がん宣告を受け、生命の偉大さやその根幹である食の大切さを痛感。この体験から、独自の「健康サイクル」を考案し、講義、講演活動を精力的に続けている。指導歴31年、自称日本一移動距離の長い講師として、管理栄養士の受験対策講座に加え、管理栄養士スキルアップのための講座も開講するなど、台所に健康栄養学を普及するための人材育成に努めている。

著書『「脱！がんサイクル」のすすめ』（花伝社）、『管理栄養士・コメディカルのための健康サイクル入門』（花伝社）

「脱！高血圧サイクル」のすすめ——薬に頼らない血圧コントロール術

2011年7月20日　初版第1刷発行

著者 ——安部隆雄
発行者 —平田　勝
発行 ——花伝社
発売 ——共栄書房
〒101-0065　東京都千代田区西神田2-5-11出版輸送ビル2F
電話　03-3263-3813
FAX　03-3239-8272
E-mail　kadensha@muf.biglobe.ne.jp
URL　http://kadensha.net
振替 ——00140-6-59661
装幀 ——中濱健治
印刷・製本—シナノ印刷株式会社

ISBN978-4-7634-0608-8 C0036